メタボ&ロコモ予防講座

—メタボとロコモの意外な関係—

相模女子大学大学院栄養科学研究科
増子 佳世・水上 由紀・坂手 誠治

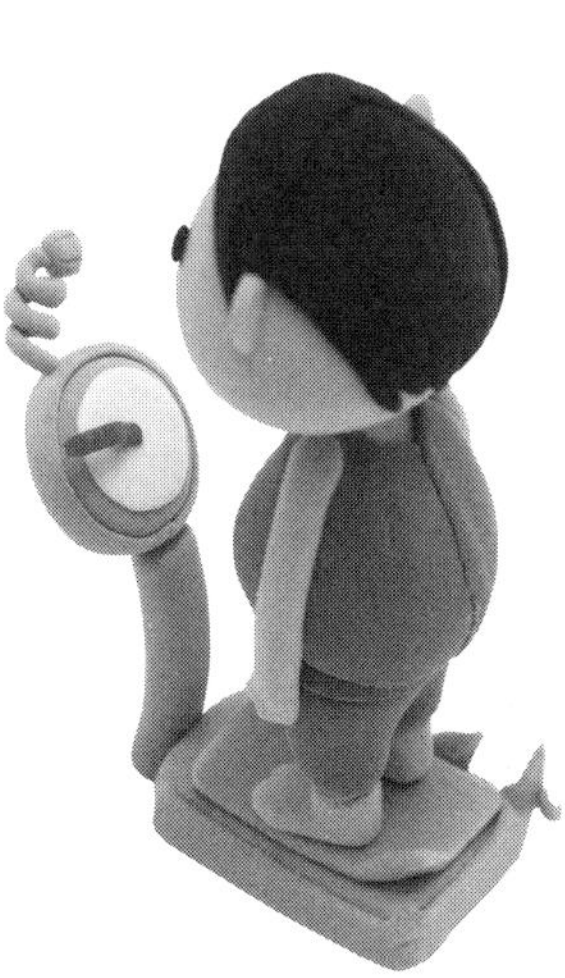

大学教育出版

はじめに

今日、日本人の平均寿命は男女とも80歳を超え、「アクティブシニア」と呼ばれる高齢者の方々の華やかな活躍が連日伝えられています。マラソンやスイミングを楽しんだり登山にチャレンジしたり、あるいは世界中を旅行したり、そのお元気な姿は若い世代の感嘆の的です。しかしながらその陰には、寝たきりであったり、自分の毎日が思うようにならずもどかしい思いをされていたりする、報道されない、多数の無名の高齢者の方々がおられます。

若い頃はどこにでも思うところに思うように自分の脚で行くことができたのに、どうして今は動けなくなってしまったのでしょうか？ そこには、最近よく言われる「ロコモ」が潜んでいると考えられます。そしてその「ロコモ」には、以前あなたが健診で「食事に気をつけて、運動もして下さいね」と指導を受けつつも、「そんな時間もないし、症状はないから別にいいや」と何年も放っておいた、血糖やコレステロールの異常が関わっているかもしれないのです。

逆に言えば、今「気づく」ことができれば、自分が高齢者となったときの予想図を、「寝たきり」から「生活エンジョイ派」に変えることができるかもしれません。

本書は、多くの方が「40歳」という、いわば「中年の入り口」の年齢から受け始める特定健診で見つかる「メタボリックシンドローム」、略して「メタボ」と、知らず知らずのうちに「足腰」に忍び寄り、中高年の生活の質を悪くしてしまうかもしれない「ロコモティブシンドローム」、略して「ロコモ」との関連について、医師、管理栄養士、運動生理学の研究者、それぞれの立場から書いた本です。小さな本ですが、情報はたくさん盛り込んであります。あなたの健康と、あなたとご家族との末永い幸せのために、今のご自分の生活を、本書と一緒にほんの少しだけふりかえっていただくことができれば、健康に関わる仕事を専門職として選んだ我々にとって、こんな嬉しいことはありません。

本書を刊行すに当たり、温かい、また厳しいアドバイスをいただきました、相模女子大学大学院栄養科学研究科准教授・柳沢香絵先生、国際医療福祉大学教授・中村洋先生、我々の作業をサポートして下さいました廣田亜未様、古川真理様、川本真砂子様に御礼申し上げます。

平成28年6月

増子佳世、水上由紀、坂手誠治

メタボ&ロコモ予防講座

―メタボとロコモの意外な関係―

目次

メタボ＆ロコモ予防講座

―メタボとロコモの意外な関係―

第1章　総　論

1　生活習慣病と「メタボ」

「生活習慣病」という言葉をご存じでしょうか。

少し前の時代であれば、「成人病」と言っていたのを覚えていらっしゃるかもしれません。もともとは、生活習慣が原因となって起こってくる疾患、具体的には高血圧や糖尿病、高脂血症などが「成人病」として知られていました。しかし、これらの疾患は必ずしも「成人」でなくても起こりうるものですし、成人でも「生活習慣」を見直すことで「成人病」の予防や改善が期待できるということなどから、１９９６年に、当時の厚生省が「生活習慣病」と改称したのです。なお「生活習慣」と言えば、食事と運動のことがすぐに思い浮かびますが、喫煙や飲酒も生活習慣に含まれます（表1-1）。

成人病や生活習慣病がなぜ問題視されているのかと言うと、例えば血圧が高くても血糖値が高くても、それ自体による自覚症状はほとんどないのに、じわじわとその人の寿命を縮め、脳卒中や心筋梗塞などの重病によって、急死も含む生命の危険が高くなることがわかってきたからです。

高血圧や高血糖、高脂血症といった病態はしばしば同じ人に重複してみられ、これらを多く併せ持つ人ほど、脳や心臓などの血管病変が起こりやすくなることが、古くから知られていました。このように、危険因子が重なった状態は以前「シンドロームX（エックス）」とか「死の四重奏」などと呼ばれていましたが、やがて研究が進み、改めて病態を整理して定義されたのが「メタボリックシンドローム」という疾患概念です。言い換えれば、「メタボ」は「生活習慣を見直す」ことで良くなることが期待

表1-1　生活習慣病の例

食習慣によるもの	2型糖尿病、脂質異常症、高血圧、心血管疾患、メタボリック症候群、肥満症、高尿酸血症、歯周病など
運動習慣によるもの	2型糖尿病、脂質異常症、高血圧、メタボリック症候群、肥満症など
喫煙によるもの	心血管疾患、慢性閉塞性肺疾患（COPD）、歯周病など
飲酒によるもの	アルコール性肝疾患など
その他	慢性腎臓病（CKD）、睡眠障害など

（日本骨粗鬆症学会「生活習慣病骨折リスクに関する診療ガイド」より引用）

される、「生活習慣によって起こってくる病的な状態の集まり」なのです。

…と聞くと、

「それって要するに、運動不足で食べ過ぎってことですよね。だったら、痩せさえすればいいんじゃないの」

そんなふうに納得して、食事を少なくしてみたけれど結局おなかがすいて間食してしまったり、思い立って少しばかり体を動かしてみたけれどなんだか膝が痛くなったり…。そんな人が多いのではないでしょうか。書店に行ったら「メタボを防ぐ！」「メタボを良くする！」、そんな本を手に取っているかもしれません。ぜひ、手に取るだけでなくて書いてあることを実践したいところです。

ところで、最近、

「メタボはロコモと関連する」

と言われていることはご存じでしょうか？

そもそも「ロコモ」って何でしょう。あまり聞き慣れない言葉かもしれません。「ロコモ」は簡単に言えば、自分で思うように動けなくなる「足腰の問題」のことを言います（後ほど詳しく説明していきます）。すなわち、「ロコモ」は将来の寝たきりや要介護状態につながる病態なのですが、この「ロコモ」と「メタボ」とがお互いに関係している、ということが最近わかってきているのです。

この章では、「メタボリックシンドローム」について最初に説明していくとともに、内臓脂肪の蓄積によると言われる「メタボ」が、「ロコモ」と言われる運動器疾患にどのようにつながっていくのか、考えていきたいと思います。

2　「メタボ」って何だろう

「太っていること」と「メタボ」とはどこが違うのか?

最近また、パンツやスカートがちょっときつくなっていないですか?「少し太った」「ちょっと食べ過ぎた」「ダイエットしなくちゃ」…。自分の体重や体型は、年代や性別を問わず気になるところですね。最近の体重計は、ちょっと乗ればぱっと「体脂肪率」の数値などが出てきたりするし、健康診断を受ければ、身長と体重から計算された「体格指数(body mass index, BMI)(図1-1)」の判定結果がでかでかと書いてあったりするので、目の前に「現実」を見せつけられて「あーあ」となる人もいるのではないかと思います。

一方、「あのおなか、メタボっぽいね」。ちまたではこんな会話を聞くこともよくあります。ちょっと太めのおじさんやおばさん(中高年層)のことを、すなわち「メタボ」と決めつけている人も多いのではないでしょうか。でも、「太め＝肥満＝メタボ」でいいのでしょうか?

一般に、太っている状態を「肥満」といいます。実際にどのくらい太っていれば「肥満」と呼ばれるかというと、日本では今のところ、ＢＭＩが25を超えると「肥満である」というお墨付きがつくことになっています。

ところで、「肥満」には大きく分けて2つの種類があります（図1-2）。ひとつは「皮下脂肪型肥満」、もうひとつは「内臓脂肪型肥満」です。皮下脂肪型肥満は、「洋梨型肥満」とも言われ、お尻のあたりに脂肪がぽってりついた、洋梨のようなイメージ。中高年の女性によく見られる太り方です。もう一方は、男性に多い、おなか周りがでっぷり太った「リンゴ型肥満」で、おなかに内臓脂肪がたっぷりついてしまった状態です。この「リンゴ型」の肥満こそが、メタボと関連する太り方なのです。つまり、「内臓脂肪がおなかまわりについた太り方」をしていて、自覚症状は何もなくても、血圧、血糖、血清脂質などの検査結果のいずれか、または複数に、すでに明らかな異常が現れている状態、これが「メタボ」です。（内臓脂肪については、後ほど説明します。）

では、メタボが起こるメカニズムを具体的にみていきましょう。

$$\mathrm{BMI}\ (\mathrm{kg/m^2}) = \frac{\text{体重（キログラム）}}{\text{身長（メートル）} \times \text{身長（メートル）}}$$

たとえば、身長150cm、体重65kgなら
BMI＝65÷1.5÷1.5＝28.9（kg/m^2）

目標とするBMI（kg/m^2）	判定
18.5未満	低体重
18.5－25未満	普通体重
25以上	肥満

図1-1　体格指数（ボディマスインデックス、BMI）

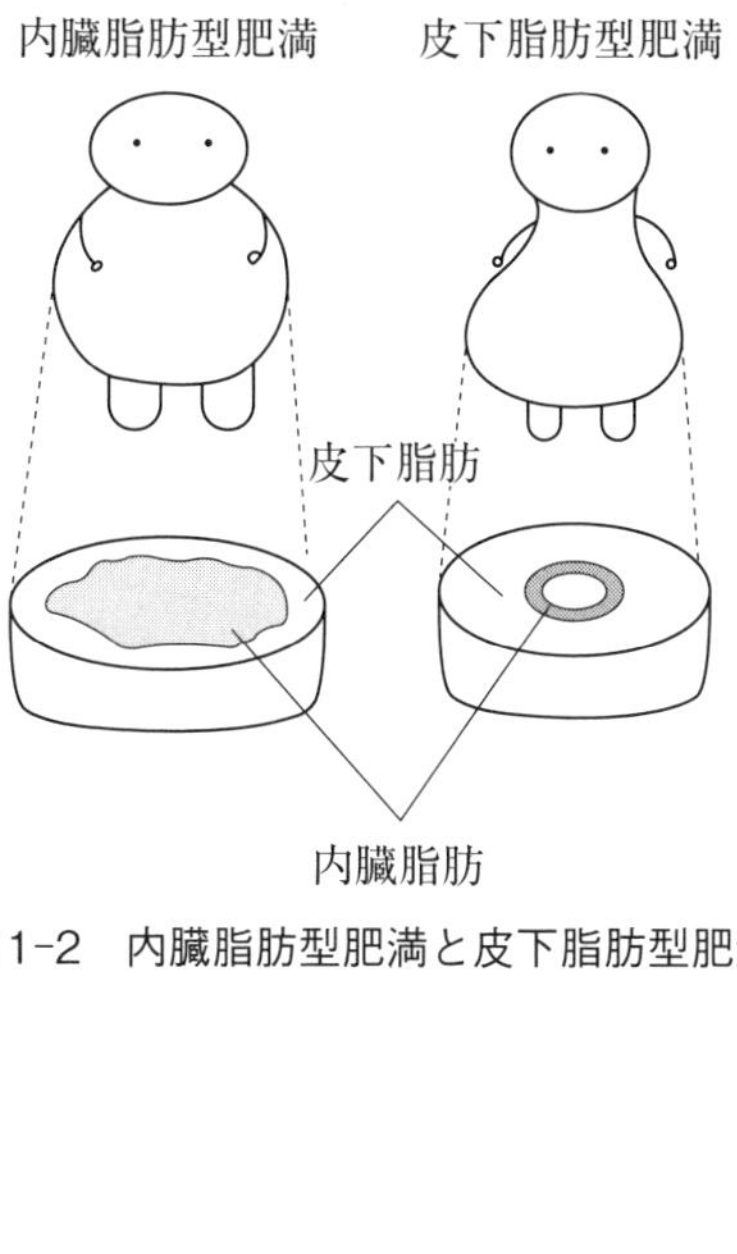

図1-2　内臓脂肪型肥満と皮下脂肪型肥満

メタボリックシンドロームの定義

「メタボリックシンドローム（症候群）」とは、以前「シンドロームX」や「死の四重奏」「内臓脂肪症候群」などと呼ばれていた概念をもとに、腹部肥満をベースとして高血圧・高血糖・高脂血症という4つの要素を伴い、心血管疾患のリスクが高い病態について、改めて診断基準を定めて定義付けされたものです。「メタボリック」は metabolism（代謝）の形容詞であり、「代謝」とは体内に摂り入れた栄養素（糖質、脂質、タンパク質）をエネルギーに変換するための一連の生化学反応のことを指します。すなわち、メタボリック症候群とは、栄養素を代謝する過程に異常が生じ、そのために生体のエネルギーバランスに異常をきたしている状態を示していることになります。

表1-2　メタボリック症候群の診断基準（日本肥満学会、2005）

ウエスト周囲径	男性≧85cm 女性≧90cm
上記に加え、以下の3項目のうち2項目以上があてはまればメタボ該当。	
血糖値	空腹時血糖値≧110mg/dL
血　圧	収縮期（最大）血圧≧130mmHg かつ／または 拡張期（最小）血圧≧85mmHg
血清脂質	高中性脂肪血症≧150mg/dL かつ／または 低HDLコレステロール血症＜40mg/dL

概要は以上の通りですが、メタボリックシンドロームの意義や具体的な診断基準については現在でもさまざまな議論があり、診断基準は国や地域、学会によって異なります。２０１６年６月現在、日本で一般的に用いられている診断基準は、日本肥満学会が２００５年に定義した基準です（表1-2）。これに従ってメタボを判定すると、メタボが強く疑われる、あるいはメタボ予備群と考えられる人は、平成25年度の厚生労働省国民健康栄養調査によれば男性では40-74歳の人のうち約52％（2人に一人程度）、女性では約18％（5人に一人程度）でした。かなり多いですね。

それでは次に、このメタボ診断基準の各項目が何を意味するのかを見ていくことにします。

メタボのキーワードは「内臓脂肪」と「インスリン抵抗性」

最初にメタボの診断に用いられるのは「ウエスト周囲径」、または「おへその高さの腹囲」です。これはおへそ周りの、もっとも「太く」なっているおなかの1周の長さを、メジャーを使って測定します。

ウェスト周囲径は、内臓脂肪が腹部にどのくらいついているかの目安になります。男性85センチメートル以上、女性90センチメートル以上という、現在メタボの基準として用いられている数値は、多くの人々の腹囲と内臓脂肪との関連を調査した結果、「この程度の腹囲の人であれば、内臓脂肪が面積にしておおむね100平方センチメートル以上、おなかにあります」ということを示す数字として決められたものです。すなわち、腹囲の大きさは、内臓脂肪の量を反映しているのです。ただし、腹囲が基準値未満でも、他の危険因子があれば心筋梗塞や脳卒中の危険が高いことがわかり、腹囲の判断の基準は今後改訂される見通しです。

ではここで、体内にある「脂肪」とはどのようなもので、「内臓脂肪」とは何を指すのか、改めて見ていきましょう。

【コラム】 白色脂肪と褐色脂肪

人間のからだにある脂肪組織は、主に脂肪細胞から成っています。脂肪組織には、全身に存在し、エネルギーを中性脂肪として蓄積する白色脂肪組織と、頸部や肩甲骨近くにわずかに存在してエネルギーを熱にする働きを持つ褐色脂肪組織とがあります。本章で取り扱う脂肪細胞とは、体内の脂肪の9割を占める白色脂肪組織を構成する白色脂肪細胞を指します。なお、脂肪組織には脂肪細胞のほか、マクロファージなど他の細胞も少数含まれています。

人間のからだにある脂肪組織を、それがどこにあるかに従って分類してみると、「皮下脂肪」と「内臓脂肪」とに分けられます（図1-2、図1-3）。皮下脂肪はその名の通り、皮膚の下にある脂肪の層で、主な役割はエネルギーの蓄積です。ヒトが日々口にするもののうち、エネルギーとして利用されなかった糖質が、いずれまた必要となるときに備えて、中性脂肪（＊）となって皮下に蓄積されるのです。一方、内臓脂肪は皮膚よりずっと体の内側の、小腸を包む「腸管膜」にたまる脂肪組織です。

＊中性脂肪（トリグリセリド、TG）：グリセロールに脂肪酸が結合してできる脂質。脂肪細胞の中に蓄積され、必要なときにエネルギーとして用いられる。体内に存在する脂肪（体脂肪）のほとんどは中性脂肪であり、蓄積される部位によって皮下脂肪または内臓脂肪と呼ばれる。

さて、内臓脂肪には、皮下脂肪と異なる特徴があります。1つは、肝臓に近いところにあるため、糖や脂質の代謝に大きな影響を及ぼすこと。内臓

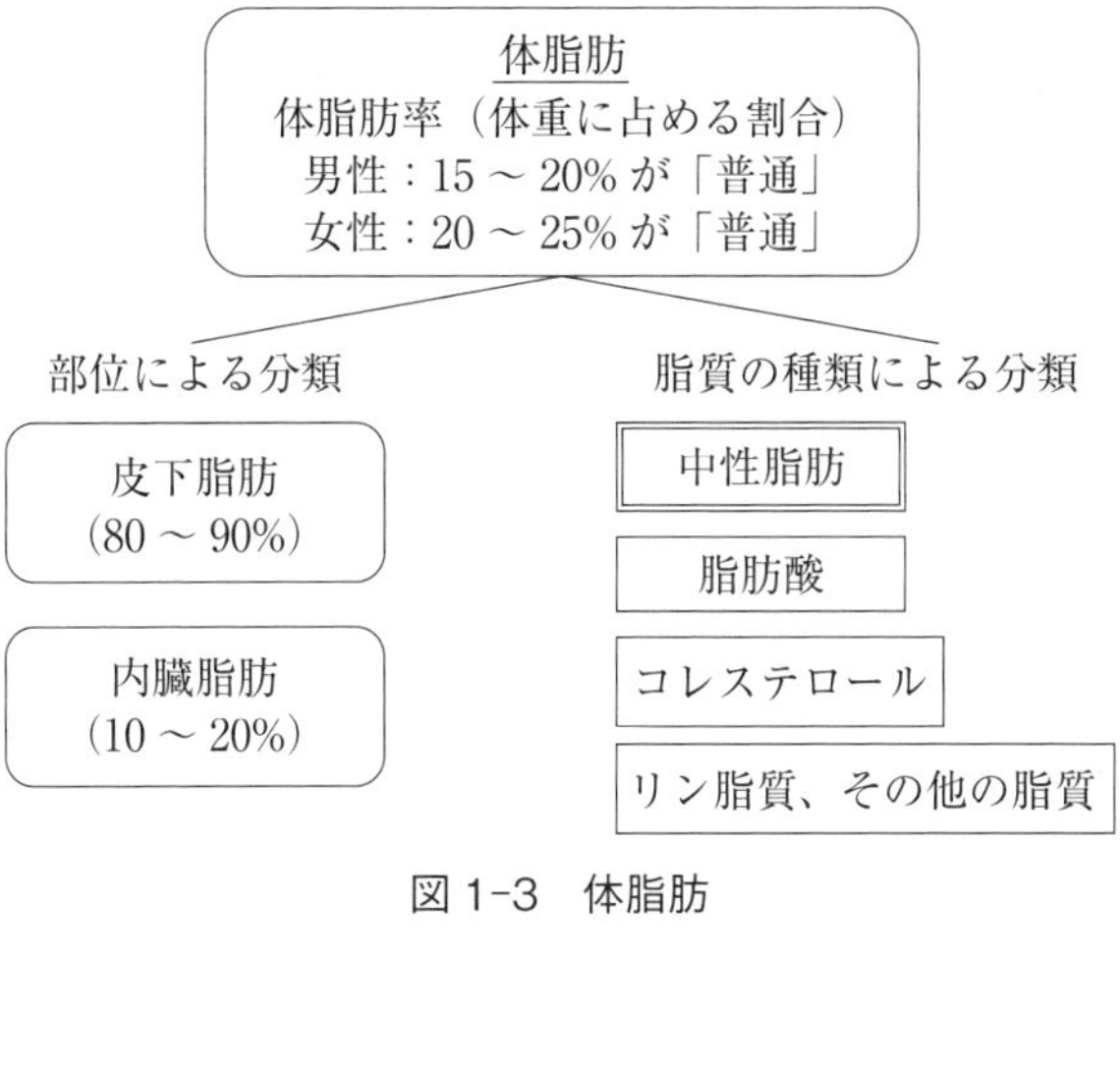

図 1-3　体脂肪

脂肪に蓄積した中性脂肪が分解されて遊離脂肪酸になり、エネルギーとして使われるのですが余った遊離脂肪酸は門脈を通って肝臓に入ります。そしてこの遊離脂肪酸を原料として肝臓で「中性脂肪」が合成され、これがタンパク質と結合した「リポ蛋白」となって血液中に出ていくことになります。

皮下脂肪とのもう1つの違いは、「分泌」です。まるで副腎や甲状腺といった、分泌が本職の「内分泌組織」であるかのように、内臓脂肪の脂肪細胞は「アディポカイン」という物質を分泌するのです。

アディポカイン（またはアディポサイトカイン）とは、「活性化された脂肪細胞から主に分泌され、エネルギー代謝を調節する一群の生理活性物質」のことです。代表格は「アディポネクチン」「レ

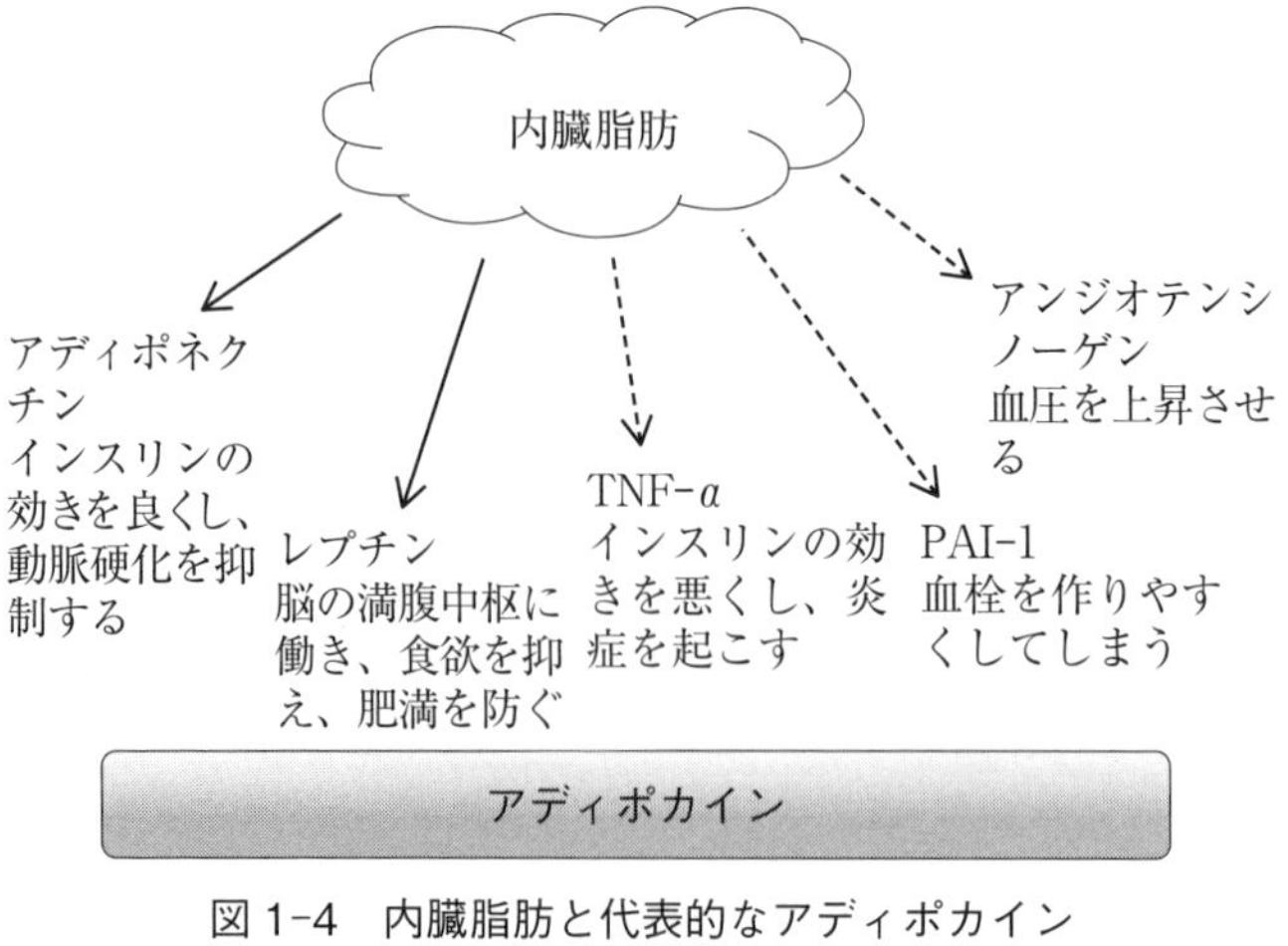

図 1-4　内臓脂肪と代表的なアディポカイン

プチン」などですが、「腫瘍壊死因子（TNF-α）」などの「炎症性サイトカイン」もアディポカインとして脂肪細胞から産生されます（図1-4）。アディポカインはそれぞれさまざまな作用を持っていますが、なかでも、「アディポネクチン」はさまざまな臓器を保護する働きを持ち、動脈硬化も防いでくれるので「善玉アディポカイン」として知られています。逆に言えば、アディポネクチンが足りないと動脈硬化が進んでしまいます。それに対し、「TNF-α」は有名な悪玉であり、炎症性サイトカイン（＊）です。血管や脂肪組織の細胞にも炎症反応を起こして、動脈硬化を進めてしまいます。このように、アディポカインには「善玉」「悪玉」があり、これらの量的なバランスは、心臓や血管の健康に大きな影響を与えます。

善玉と悪玉のアディポカインがそれぞれどのくら

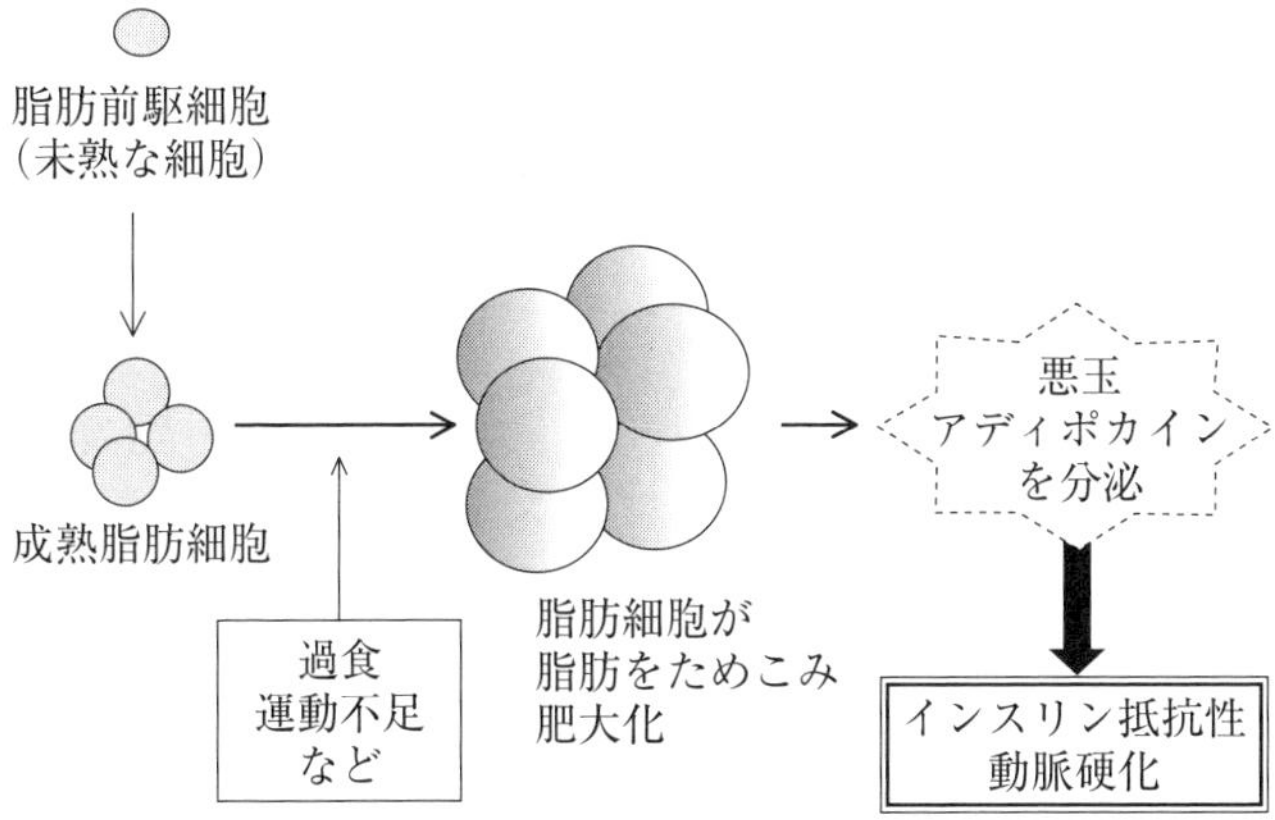

図1-5　脂肪細胞の肥大化

い分泌されるのかは、どうやって決まるのでしょうか。それは主に、分泌の担い手である脂肪細胞の性質によることがわかっています。普通の（ということは、健康な状態での）脂肪細胞であれば、善玉と悪玉をバランスよく分泌しているので、悪玉だけが優位になることはほぼありません。しかし、体脂肪を多くするような信号（過食や運動不足など（※コラム参照））が体に入りすぎると、脂肪を溜め込もうとして脂肪細胞自体が大きくなり（＝肥大し）、かつ細胞の数も増え、悪玉のアディポカインがどんどん作られてしまうようになります（図1-5）。このような脂肪細胞の変化がみられるのが、「メタボリック症候群」の内臓脂肪です。言い換えると、メタボの人のおなかには、「肥大化脂肪細胞」という、脂肪をためこんで大きくなった「性質の悪い」脂肪細胞が多くなってしまっているのです。

肥大化した脂肪細胞は、悪玉アディポカインを作って血液に送り出し、その人の体の「インスリンに対する感受性」を低くしてしまいます。つまり、メタボの人ではインスリンに感受性が低い＝インスリンに「抵抗性」になっている、と言えます。この「インスリン抵抗性」がメタボの重要なキーワードですので、次に見ていきましょう。

＊サイトカイン…多くの細胞から産生され、細胞増殖や分化、情報伝達などの機能をもつタンパク質の総称。インターロイキンやインターフェロンなど、多くの種類がある。

【コラム】 運動不足と内臓脂肪

運動不足が直接内臓脂肪を増やすかもしれない、ということがこれまでの論文で報告されています。例えば２０１４年のカナダの論文では、24名の男性被験者が60日ベッド上で安静にするか、または異なる種類の運動をする3グループに分けて内臓脂肪がどうなるか観察したところ、動かなかったグループで内臓脂肪の増加がみられ、インスリン抵抗性の増大もみられたそうです。(Belavy DL. 2014)。逆に、運動によって内臓脂肪を減らすことができる（ただし運動の種類や性別、年齢にもよる）ということも報告されています。運動については第3章で詳しく説明します。

インスリン抵抗性：インスリンの作用が不十分

ヒトのホルモンの中で、たぶん一番良く知られた名前が「インスリン」ではないでしょうか。インスリンは膵臓の中の「ランゲルハンス島」という組織にある、Ｂ（またはベータ）細胞という細胞からだけ作られるホルモンで、血糖を下げる作用をもつことが有名です。インスリンが足りないと糖尿病になる、糖尿病になったらインスリンの注射をする…。そんなイメージがあるかもしれません。では、インスリンが血糖値を下げる仕組みを見てみましょう。

血糖値というのは、文字通り血液中のブドウ糖（グルコース）の濃度を表しています。血液中

のグルコースの濃度は、

①どのくらい食事を摂ったか

②摂った糖が体内でどのように代謝され、排泄されたか

によって変わります。血糖が高くなったとき、「血液の中に血糖がたくさんあるよ＝高血糖だよ」という情報を膵臓のB細胞がキャッチすると、インスリンが分泌されることになります。分泌されたインスリンは、血流に乗って全身にまわり、全身のさまざまな細胞の表面にある「インスリン受容体」という、受け手の分子（タンパク質）にくっついて、細胞の内部に作用を伝えていきます。その結果、筋肉や脂肪などの組織が、ブドウ糖を血液から細胞に取り込んで処理し、血糖が下がるのです。

とは言っても、血液の中にあるブドウ糖は、そのままでは血液から細胞の中に入りこむことはできません。細胞膜を通り抜けて細胞の中に入り込むためには、細胞膜にある「糖輸送担体（グルコーストランスポーター）：glucose transporter, GLUT」という、特別なタンパク質の働きが必要なのです。GLUTには多くの種類がありますが、このうち、筋肉や脂肪組織にある「GLUT4」というタンパク質によるブドウ糖取り込みの働きが、インスリンの影響を大きく受けることがわかっています。

では、ブドウ糖（グルコース）が細胞内に入っていくと次にどうなるのかと言えば、それは貴

重なエネルギー源として使われることになります。ブドウ糖が正しく分解（代謝）されて、効率的に生体のエネルギーとして使われるためには、インスリンが適切に作用することが必要です。ブドウ糖が少ないかインスリンの作用が足りず、十分にブドウ糖が細胞に取り込まれず効果的なエネルギー源にならないとき、身体は困って膵臓からのインスリンの分泌を高めようとするのですが、それでも無理なときにはブドウ糖（糖質）以外のもの、すなわち脂質やタンパク質を燃やして、なんとかエネルギーにしようとするのです。このため体脂肪や筋肉が分解されます。しかし、これらはいわば「代替エネルギー」であるためエネルギー効率が悪い上、本来なら作られないか、あるいは少ないはずの代謝物（酸性の代謝物質であるケトン体など）もできてしまいます。つまり、本来働くべきインスリンの作用が不足してしまうと、身体に大きな負担がかかってしまい、適切なエネルギーが得られなくなってしまうのです。

　インスリンはエネルギーを蓄える役割を持つホルモンであり、糖・脂質の代謝やタンパク質の合成のためにとても重要な存在で

①ブドウ糖を筋肉や脂肪組織など全身の細胞に取り込ませ、血糖を下げる

②肝臓や筋肉でグリコーゲン（貯蔵糖）を、また脂肪組織で脂肪を合成させ、エネルギーを蓄える

③筋肉組織でのタンパク質合成を促進する

図1-6　インスリンの作用

す（図1－6）。しかしメタボの患者さんでは、血液中にインスリンがあったとしても、体がそれに反応しなくなっており、このことを「インスリン抵抗性」と言います。インスリン抵抗性がなぜ起こるのか、まだ完全には解明されていませんが、メタボの人では細胞のインスリン受容体の数が減っていることや、GLUT4などを介した細胞内への信号がうまく伝わらなくなっていることなどが考えられています。

【コラム】インスリン抵抗性とHOMA-R

メタボが疑われるとき、インスリン抵抗性の有無については、早朝空腹時の採血を行なって血糖値と血液中のインスリンの濃度を調べ、「HOMA-R」という数値を算出することで、ある程度推定できます（HOMA-Rがおおむね1.6以下であれば正常、2.5以上の場合にはインスリン抵抗性があると解釈されています）。一般的な健診には含まれない項目ですが、糖尿病やその疑いについて病院で詳しく検査するときにこの値が示されることがあります。機会があればチェックしてみて下さい。

なぜ、メタボをほおっておいてはいけないのか

内臓脂肪がたまり、そこにある脂肪細胞は脂肪を多くためこんだために性質が悪く変化して「悪玉」アディポカインを分泌するようになり、身体全体がインスリンに反応しづらくなっている。メタボ（予備群も含む）で起こっているのは、要するにそういう状態です。では、それをそのまま、「とくに自覚症状がないから」と放っておいたら、どうなるのでしょうか。

メタボでは、血圧が上がり、全身の血管にかかる圧力が高くなっていますので、血管の内側の細胞（血管内皮細胞）が痛めつけられます。いつも高い圧力に耐えなければならない内皮細胞は次第に変化し、血管を硬く変化させていきます（動脈硬化）。またメタボでは、濃度の高いブドウ糖（グルコース）と脂質（中性脂肪）が血液にたくさん含まれていますから、それによって血管内のタンパク質や細胞が影響を受け、ますます血管を傷めることになります。実際、メタボは、それだけで脳梗塞や心筋梗塞を起こしやすくする「独立した危険因子」であることが、さまざまな調査から明らかになっています。

メタボでは、内臓脂肪蓄積をベースとして①血糖、②血圧、③脂質　の3系統の異常があると言えますが、この3つが揃わなくても、①②③の要素のうちいくつがあるのか、その数に応じて

動脈硬化、ひいては心臓や脳血管の障害の度合いが大きくなることが知られています。つまり、「僕はメタボじゃなくてまだ予備群だから」と安心していることはできないのです。「メタボ」という診断が確定する以前から、血糖、血圧、脂質、そして内臓脂肪の状態について、きちんと気をつけていく必要があると言えます。

ここまで、メタボリック症候群のあらましについて見てきました。では次に、もっと聞き慣れない「ロコモ」、すなわち「ロコモティブシンドローム」について見ていきましょう。

3　ロコモとは

ロコモティブシンドロームって何だろう

現代日本は長寿の国として有名です。０歳児の平均余命、すなわちいわゆる平均寿命はつねに世界第1位を競う位置にあり、１００歳以上の超高齢者も増加の一途。最近では90代、さらには

100歳を超える文化人やアスリートの活躍も報じられています。ではありますが、高齢期にさしかかった方が皆、文化人やアスリートになれるかというと、残念ながらたとえ「暦年齢」が同じであっても、歳の取り方には個人差が大きいと言えるでしょう。同じ年齢なのに、ある人はかくしゃくとして歩き回り、ある人は寝たきりで介護度5…。このような状況においては、「平均寿命」だけではなく、生活の質・運動能力を反映する指標が必要となってきます。そこで「健康寿命」に注目する必要が出てくるのです。

健康寿命とは、日常生活に制限のない期間のことを指します。逆に言えば、健康寿命を超えると日常生活になんらかの制限が生じて介護を受けることになるとも言え、このような年齢の平均が、おおよそ男性では71歳、女性では75歳とされています（図1-7）。亡くなる年齢が同じであるとしても、長い間寝たきりのままで寿命を迎えるよりは、自分で自分のことができ、自分の思うように外出や移動ができる「健康寿命」の長い方が望ましい状況であることには異論がなさそうです。このように、「平均寿命」と「健康寿命」との差は、日常生活に制限のある状態・要介護状態である期間をあらわします。現在、日本ではこの差が男性で約9年、女性では約12年ほどですので（図1-7）、多くの方ではおおむね10年くらい、日常生活が不自由な生活を余儀なくされているということになります。

日本老年医学会では、このような「健康な状態と要介護状態との間の、中間の段階」につい

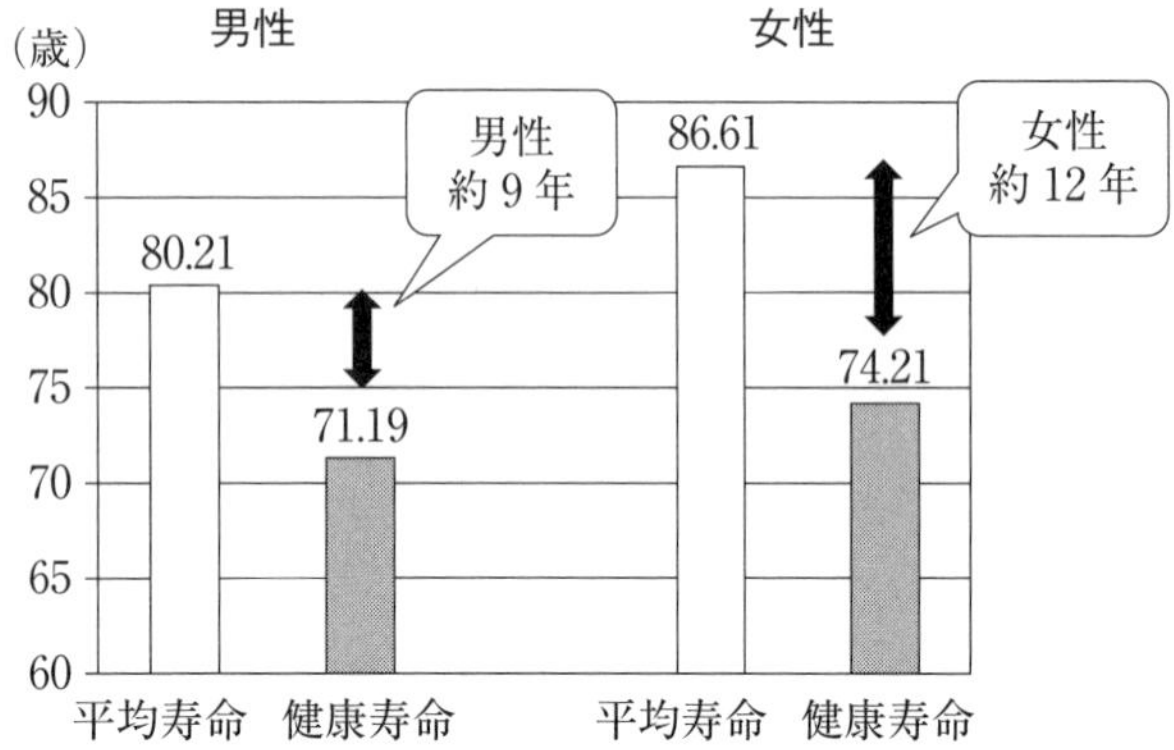

図 1-7　平均寿命と健康寿命
（平成 27 年版高齢社会白書に基づき作成）

て、それまで使われていた「虚弱」「脆弱」などの言葉を整理して、２０１４年から「フレイル（もしくはフレイルティ）：frailty」という用語を提唱しています。フレイルとは、高齢者において身体能力や精神的な活動性が低下し、要介護になるリスクが高まった状態と言えますが、フレイルの段階を早期に発見し、適切に対処すれば要介護になることを防ぐことができる、とされているのです（図1-8）。

では、日本人が「要介護」の状態になってしまう主な原因は何でしょうか。「国民生活基礎調査」の結果（平成25年）によれば、日本人が「要介護」となった原因の一位は脳卒中です（図1-9）。次点の「認知症」と合わせ、このあたりの疾患には動脈硬化、つまり生活習慣病の影響が大きそうです。

それ以外はどうでしょうか？ 3位の「老衰」に次ぐ、要介護の原因疾患の第4位と第5位は、それ

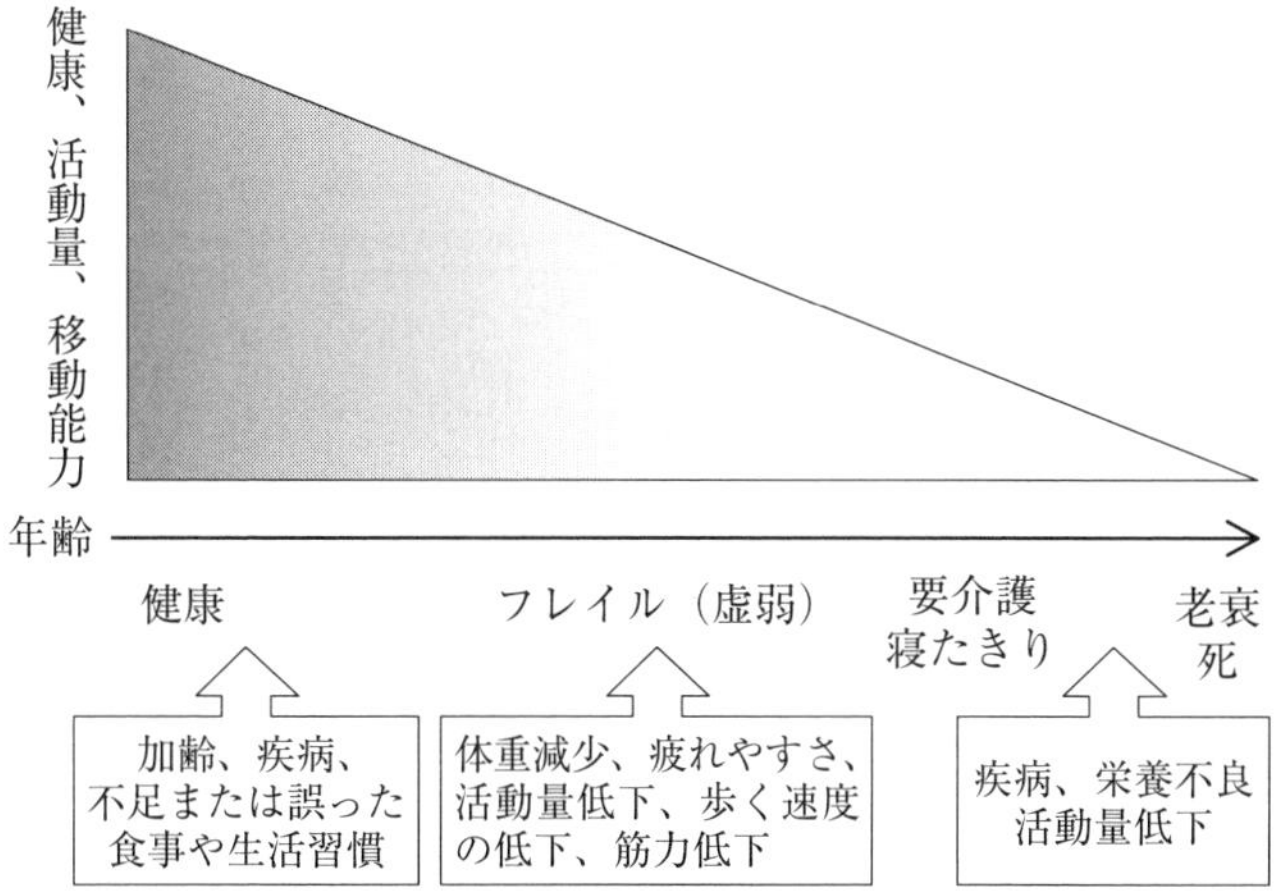

図 1-8　加齢と健康

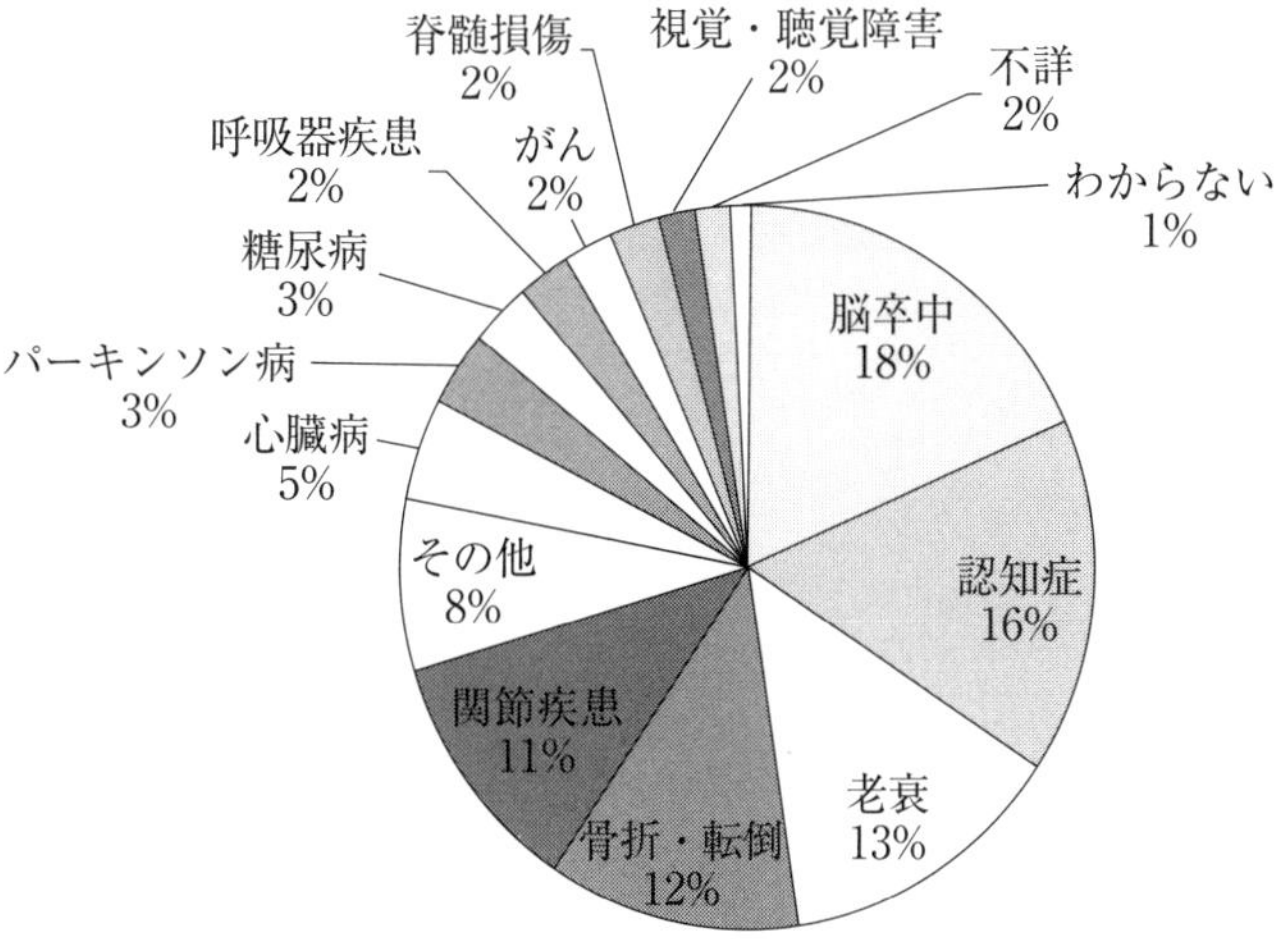

図 1-9　介護が必要となった主な原因
（平成 25 年国民生活基礎調査をもとに作成）

ぞれ「骨折・転倒」と「関節疾患」となっています。すなわち、いわゆる「足腰の問題」がここにきています。脳卒中や認知症にはなっていなかったとしても、自分で立てない・歩けない状態になったら、やはり介護を受けなければならなくなるのです。これは残念ですね。

以上のような状況を背景として用いられるようになったのが「ロコモ」、ロコモティブシンドロームという概念です。これは日本整形外科学会が２００７年に提唱した比較的新しい言葉で、「ロコモティブ」とは locomotive（運動の）から取られた言葉です。日本語では「運動器症候群」ということになります。運動器とは、身体を支え、動かす器官のことで、骨、関節、軟骨、筋肉などがそれに当たります。

日本整形外科学会が掲げたロコモティブシンドロームの定義は図１‐10の通り「運動器（筋肉、骨、

ロコモティブシンドローム
(locomotive syndrome；運動器症候群)

・運動器（筋肉、骨、関節、軟骨、椎間板）の障害によって、移動機能が低下した状態

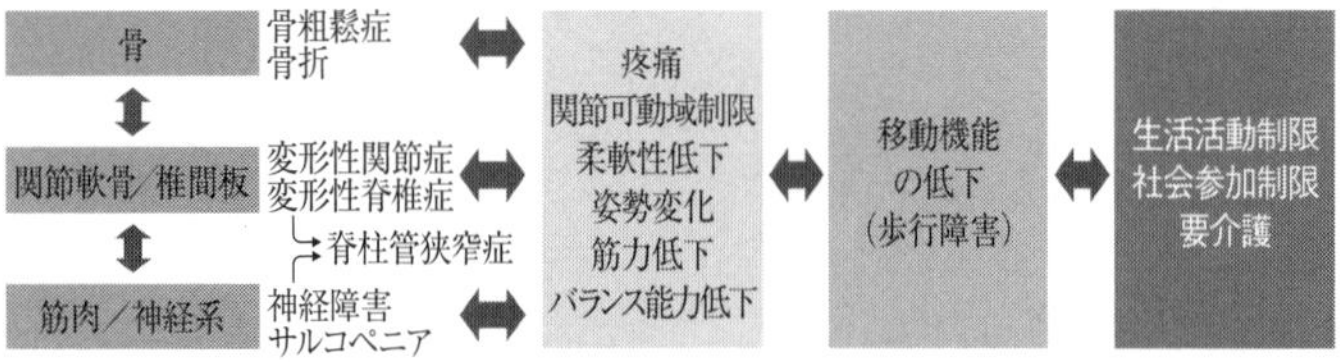

(日本整形外科学会公認「ロコモチャレンジ！」ホームページより引用)

図1-10　ロコモティブシンドロームの定義

関節、軟骨、椎間板）の障害によって、移動能力の低下した状態」です。すなわち、自分の意向の通りには動けなくなってしまう状態ということです。つまり、骨や関節に何らかの問題があったり、筋力低下や筋肉の萎縮をきたす異常などがあれば、ロコモの危険が大きいということになります。

２００９年の東大の調査によれば、日本人でのロコモは予備群も含め、４７００万人くらいの患者数であろうと推定されています。なお、日本整形外科学会のホームページには、より手軽に、自分や身近な人がロコモかどうか手軽に判断できる基準が掲載されています（巻末参照）。最近は各地の健診や健康イベントなどで多く取り入れられていますし、簡単にできますので、一度ぜひテストして参考になさってみて下さい。

ロコモをひき起こす主な運動器疾患

ロコモは単なる加齢（年のせい）による運動機能の衰えによって起こることもありますが、それを早めたり、より悪くしてしまうのが、さまざまな関節の疾患です。特に、骨粗鬆症や変形性関節症は多くの方にみられ、ロコモの大きな原因となっています。

ここでは、ロコモを起こす主な疾患についてみてみましょう。

●骨粗鬆症

骨を鉄筋コンクリートの建物に例えてみましょう。「鉄骨」に相当する有機質（コラーゲンやオステオカルシンなどのタンパク質）に、「コンクリート」に相当する成分（カルシウム成分＝ヒドロキシアパタイト）が沈着した固い組織、それが骨です（図1-11）。骨は、「破骨細胞」が古い骨を壊しては、「骨芽細胞」が新しい骨を形成するというチームワークのおかげで、絶えずリフレッシュされています（これを骨のリモデリングといいます）（図1-12）。骨の中のカルシウムの量または密度を表す数字を、それぞれ「骨量」または「骨密度」といいます。骨密度は18歳頃の思春期に最大となり、以後しばらくほぼ一定状態となりますが、中高年期以降、加齢に伴って低下することが知られ

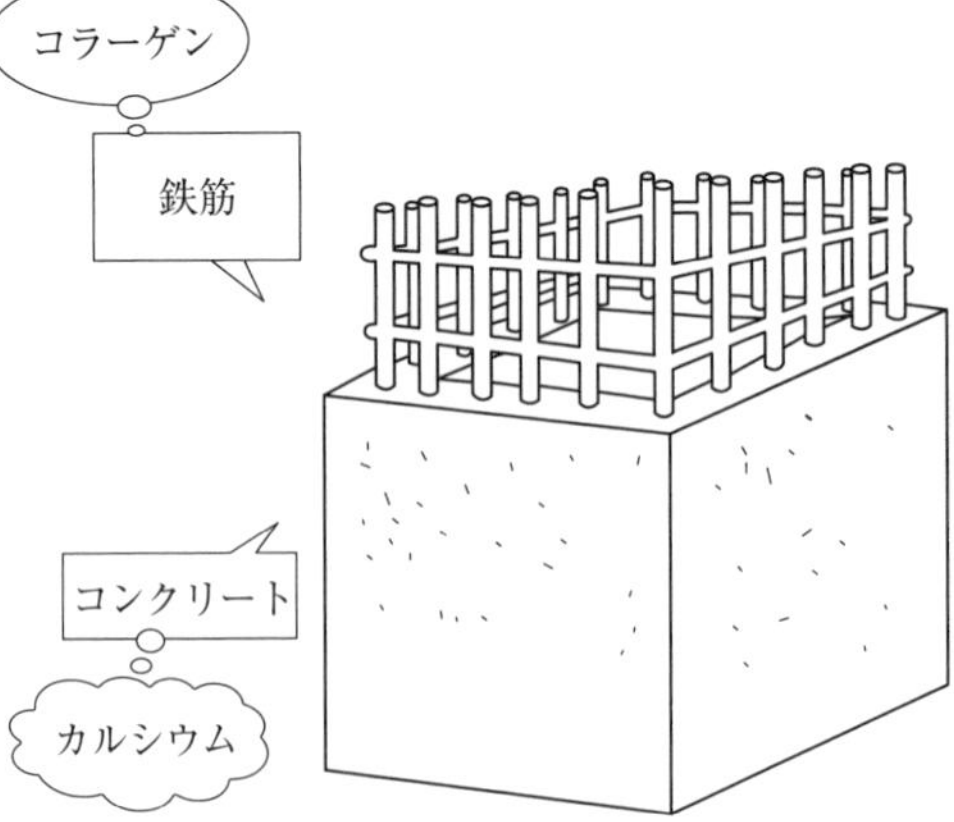

図1-11　骨は鉄筋コンクリート

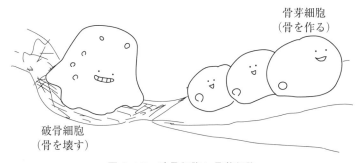

図 1-12　破骨細胞と骨芽細胞

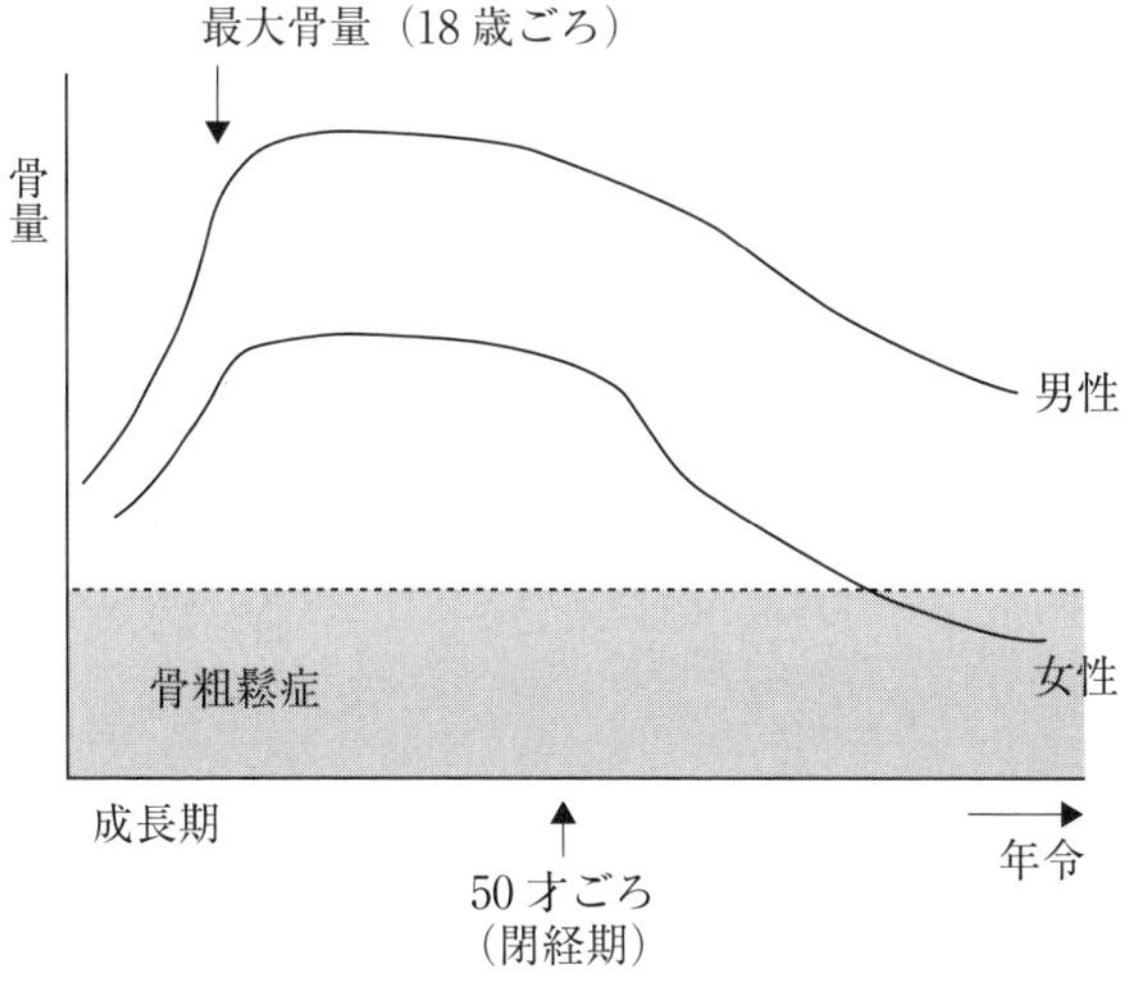

図 1-13　年令による骨量（骨密度）の変化

ています。加齢による骨密度の低下は男女とも起こるものですが、特に女性では、骨密度を保ってくれている女性ホルモン（エストロゲン）が閉経によって分泌されなくなると、一気に骨密度が低下します（図1-13）。そして、骨密度の測定値が若い人の水準の8割を下回ると「骨量減少」、7割未満または8割未満で骨折があると、「骨粗鬆症」と診断されることになります。

骨粗鬆症は加齢や閉経のほか、ビタミンDやカルシウム不足、長期の安静や無重力状態などでも起こります（このため宇宙飛行士は骨粗鬆症予防の対策をとっています＝コラム参照）。また、病気治療のために副腎皮質ステロイド薬を使っている方、内分泌疾患（ホルモンの病気）や関節リウマチなどの関節疾患のある方などでは、さらに骨粗鬆症のリスクが高まります。

【コラム】　破骨細胞と骨芽細胞

破骨細胞…骨髄に由来する細胞で、核を多く持つ大きな細胞。古くなった骨を壊す作用を持つ（骨吸収）。

骨芽細胞…骨の表面にあり、骨基質の成分を作る働き（骨形成）を持つ細胞。一部は骨に埋まり、「骨細胞」となる。

【コラム】　宇宙飛行士のロコモ対策

宇宙飛行士が宇宙で活躍している姿は、皆の憧れですね。ですが、宇宙空間は無重力（正確には微小重力といいます）の空間であり、そこでの長期滞在では骨や筋肉に重力がかからないため、骨からカルシウムが放出されて、地上の骨粗鬆症の10倍の早さで骨量減少が起こる（一方では尿路結石ができる危険も高まります）ほか、長期の寝たきりなどで起こるいわゆる「廃用症候群」と同じように、筋肉が萎縮して筋力が低下してしまう危険があるのです。これを防ぐため、国際宇宙ステーションでは宇宙飛行士がカルシウムやビタミンDの摂取を心がけるほか、骨粗鬆症の治療薬であるビスフォスフォネートを服用したり、いろいろ工夫をこらして筋力トレーニングをしたりしています。

●変形性関節症

変形性関節症は、主に加齢に伴って起こってくる、関節軟骨の変性による疾患です。関節軟骨は、関節で骨と骨とが接する面を覆っている組織で、コラーゲン線維の網目のなかで、「コンドロイチン硫酸」などが原料となって作られた「プロテオグリカン」という糖タンパクを含む「軟骨基質」が、軟骨細胞を囲んでいるような構造をしています。この「プロテオグリカン」は水分を多く引き寄せて保持する性質があるため、軟骨は本来非常にみずみずしく、弾力性のある組織になっています。関節で固い骨と骨が向き合っても、その間に、まるでクッションのような軟骨があるおかげで、関節はなめらかに動くことができるのです。しかしながら、年を取ったり、肥満などで関節に過重な負担がかかったりしていると、やがて軟骨が傷みだしてしまいます。軟骨基質の構造が壊れていき、それを作り出す軟骨細胞も、そして関節液に多く含まれている潤滑油のヒアルロン酸も減ってきて、変形性関節症と呼ばれる状態になっていくのです。

変形性関節症の症状としては関節の痛みや腫れ、変形などがみられます。痛みについては、初期の段階では、安静にしているときはそうでもないのですが、関節を動かす時（階段の上り下りや正座など）に強くなるのが特徴です。特に、膝や股関節は全身の体重がかかる関節ですから、これらの関節の変形性関節症は肥満と関連すると報告されています。また、肥満の方は運動量も少なく、筋力が低くなることからさらに関節にかかる負担が増え、変形性関節症を悪化させると言われています。

ただし、肥満だけでなく、最近では動脈硬化や「炎症」と変形性関節症との関わりもわかってきています。このことは後ほどふれることにします。

●サルコペニア

人間の筋力は、年を取ると少しずつ落ちてきます。ある程度以上、筋肉が落ちたり筋力が低下すると、歩いたり、ものを持ったりすることが難しくなります。これは健康な方でも加齢に伴って起こってくる現象ですが、年齢以外にも、運動や食事、疾患などによって、筋力や筋肉の量に影響が出ることがあります。

「筋肉量や筋力が低下し、運動能力が低下した状態」として、「サルコペニアsarcopenia」という病態が定義されています。「サルコ」は筋肉、「ペニア」は減少という意味の言葉です。サルコペニアかどうかを診断するときの「運動能力」は、握力検査や、歩行試験（決められた距離を歩いて、時間を測るテスト）によって判定されます。正確に筋肉の量をはかるにはＣＴなどの検査を受ける必要がありますが、２０１４年に、日本人を含むアジア人について、サルコペニアを推測する方法として図1-14の基準が提案されています。なお、筋肉は落ちているが脂肪がついてしまった場合、すなわち、サルコペニア

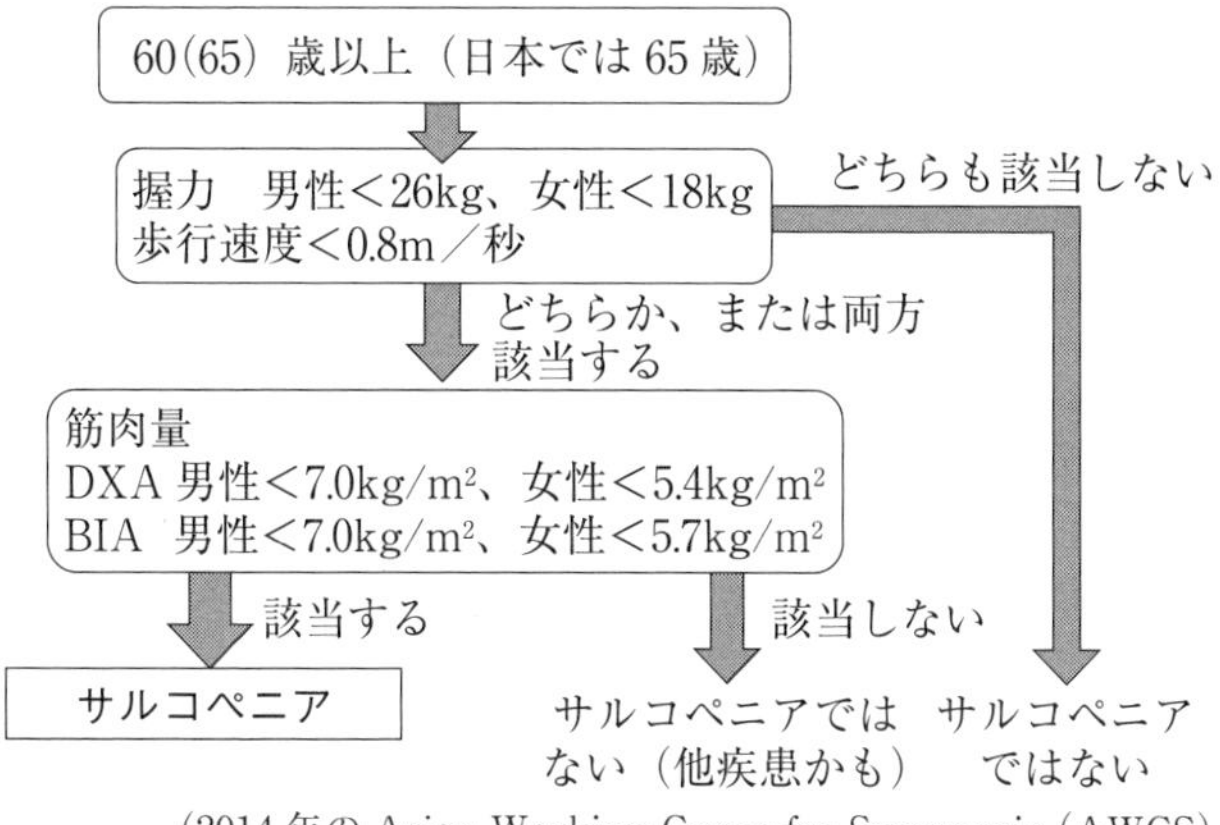

(2014年のAsian Working Group for Sarcopenia (AWGS) 報告にもとづき作成)

図1-14　アジア人のためのサルコペニア診断基準

に肥満が伴っている場合を「サルコペニア肥満」といい、メタボリック症候群と同様にインスリン抵抗性を有する病態として、サルコペニアだけ、あるいは肥満だけの場合と比べ、身体機能をより低下させてしまうことが報告されています。

サルコペニアの原因としては、まず加齢に伴うものが挙げられます。人間の筋肉量や筋力のピークは30歳頃で、その後は、個人差はありますがいずれも低下していきます。筋肉を作るタンパク質の原料となるアミノ酸は、食事中のタンパク質に含まれていますが、高齢者では食事から十分なタンパク質を摂っていない場合が多くみられます。

表1-3　サルコペニアの分類（若林ら；一部改変）

	原　因	治　療
原発性サルコペニア	加齢	・レジスタンストレーニング（筋肉に抵抗をかける運動：ダンベル体操、ベンチプレス、スクワットなど） ・アミノ酸やビタミンの十分な摂取をした上で運動療法を行なう
活動に関連したサルコペニア	安静、寝たきり、運動の不足、無重力	・不要な安静を避け、なるべく体を動かす ・寝たきりにしない ・なるべく口から食べる
疾患に関連したサルコペニア	外傷、炎症、がん、心不全、腎不全、呼吸不全、神経筋疾患、薬剤など	もともとの疾患の治療
栄養に関連したサルコペニア	食事不足、飢餓、タンパク質不足・ビタミン不足	食事療法、栄養管理（管理栄養士に相談する）

またインスリン抵抗性（前項参照）を持つ人では、インスリンから筋細胞に与えられるべき、「筋肉合成」の信号がうまく伝わらないとも考えられています。さらに、あまり身体運動をしていない場合や、他に疾患があって食事や活動に影響がある場合などにもサルコペニアは起こってきます（表1-3）。病気のあとなどに、よかれと思って安静にさせていたら、その患者さんの筋肉が落ちてしまったとか、入院したら歩けなくなってしまった、などの話は聞いたことがあるのではないでしょうか。サルコペニアは進行性の病態であり、そのままにしておくと全身に影響を及ぼす可能性のある「有害な状態」であると考えて、予防していかなければならないのです。

4　メタボとロコモの接点は、生活習慣にあった！

ここまで、「メタボ」と「ロコモ」のそれぞれについて見てきました。さて、ここからは「メタボ」もしくは生活習慣病（表1-1）と、「ロコモ」とがどのように関わっているのか、いくつかの例を挙げて考えていきたいと思います。

骨の「質」を損なう、糖や脂質

骨粗鬆症と言えば「骨密度」。先ほど述べた通り、骨粗鬆症の診断は主に骨密度の測定でなされています。検査したら「骨密度が低い」と言われ、なんとか高くしようと思って、カルシウムを含む食品（多くは乳製品）を一所懸命摂ろうと心がけている方も多いのではないでしょうか。

余談ですが、最近、「カルシウムをサプリメントで摂っても骨折の予防効果はない」「それどころか、かえって副作用が出て有害かも」などという論文が発表されて大きな話題となりました。カルシウム自体は骨密度を高めはするものの、それだけを投与しても骨折の予防効果はほとんどないということは以前からすでに知られていました。ただしもちろん、カルシウムは骨の大切な成分であり、カルシウムが不足すると骨粗鬆症だけでなく、骨軟化症（こどもでは「くる病」として知られています）などが起こり、骨が弱くなることは間違いありません。

また、腸疾患があるなど、体調によってはカルシウムを摂ってもあまり吸収されていないこともあります。ですので、健康ですでにカルシウムを食事から十分に摂っている人が、あえてサプリメントなどで余計に摂る必要はなさそうですが、自分のカルシウム摂取や、それを腸から吸収させるビタミンD（日光浴または食品から）が本当に足りているかどうかについて確認し、不足している場合であれば、やはり補充について考えておくべきでしょう。

ところで、２０００年代に入ってから、ある学術論文に、意外な研究結果が発表されました。それは、

> 糖尿病の患者をみると、骨密度が低い人は多くないのに、糖尿病でない人の2倍ほど骨折が多い

というものでした。

それまで、「骨粗鬆症と言えば骨密度」とみんな思っていたものですから、骨密度が低くないのに骨折が多い!?　というこの研究結果についてはいろいろな検討がされました。その結果としてわかってきたことが骨の「質」、つまり骨を鉄筋の建物に例えたときに、コンクリートの量だけでなく、「鉄骨部分」ががっちりしているかどうかで建物の強度が決まってくる、ということだったのです（図1-15）。

糖尿病患者さんでは血糖値の異常（高血糖）が起こりますが、その背後にはインスリン作用の不足、インスリン抵抗性が存在しています。つまり、インス

骨強度	＝	骨密度	＋	骨質

図1-15　骨の「強度」とは

リンという、血糖を下げるべきホルモンが足りない、または十分に作用していない状態です。このとき、からだの血液の中では、多すぎる血糖（ブドウ糖）が、そのへんにあるあちこちのタンパク質に、勝手にくっついてしまいます。例えば、ヘモグロビンにくっついてしまったのがヘモグロビンA1c（HbA1c）であり、この「糖がくっついたヘモグロビン」がどのくらいあるかが、糖尿病の治療がうまくいっているかの目安として使われています。このように、糖（ブドウ糖など）のカルボニル基がタンパク質や脂質などのアミノ基と反応して生じる糖化物を「最終糖化産物（advanced glycation endproducts; AGEs）」と呼びます。代表例は「ペントシジン」です。

ＡＧＥｓは血糖が高いと作られやすくなり、さまざまな組織や血管のタンパク質が糖によってＡ

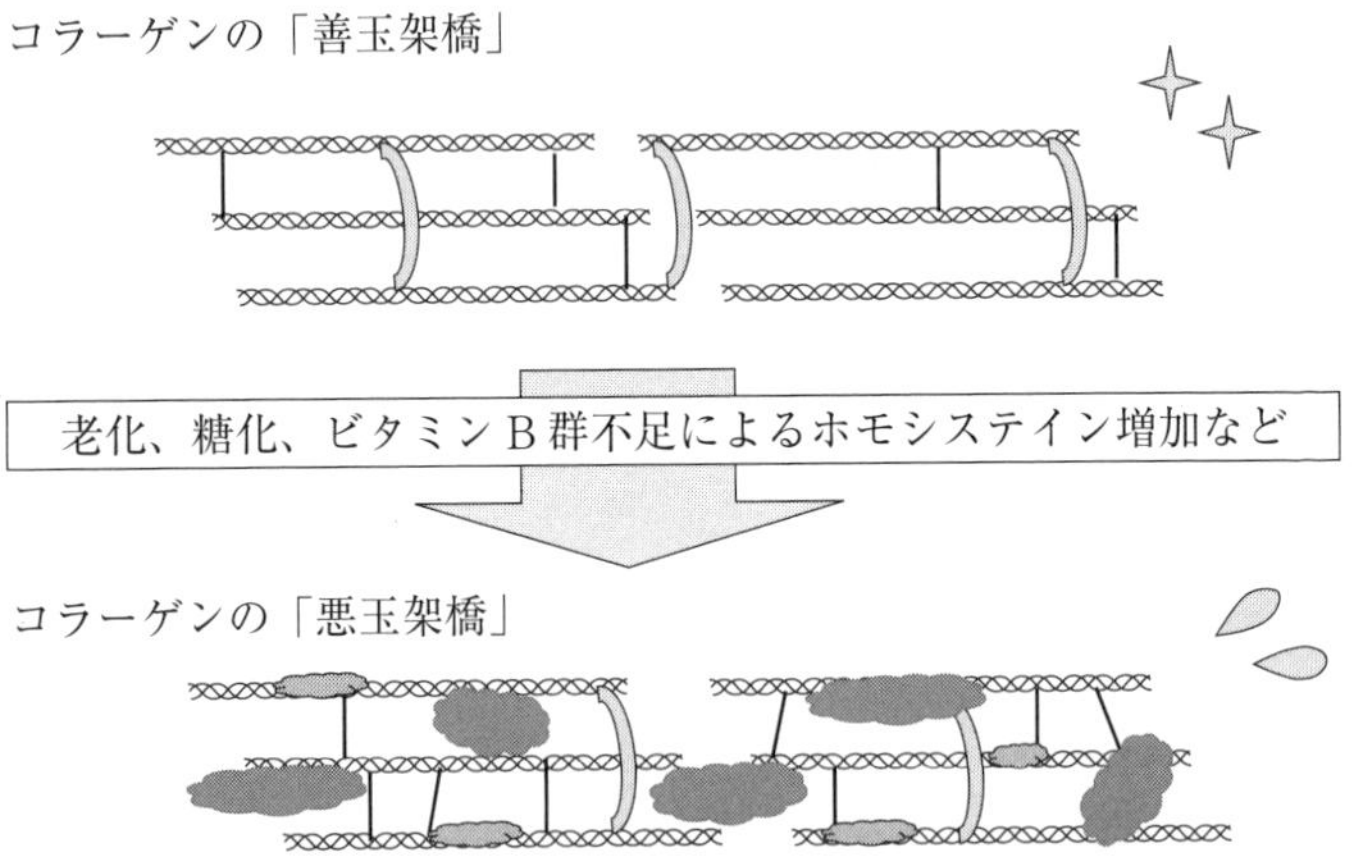

図1-16　コラーゲンの「善玉架橋」と「悪玉架橋」

ＧＥｓに変化してしまいます。糖尿病患者さんの体内では、高血糖によってたくさん作られるＡＧＥｓが、血管や筋肉のほか、骨の原料であるコラーゲン線維にもベタベタくっつきます。このため、本来であれば固くつくられるはずの骨のコラーゲン線維がうまくつながらなくなり、もろいものとなってしまいます。これが「骨質の劣化」です（図1-16）。

糖尿病の他にも、脂質異常症や高血圧など、動脈硬化が生じる疾患で骨質の劣化が起こることがわかってきています。もともと、脂肪細胞と骨の細胞とは起源が同じで、共通の祖先からそれぞれに分化してきた細胞なのですが、「悪玉」コレステロール（ＬＤＬコレステロール）が加齢に伴い酸化されると、それが脂肪細胞を多く作らせる一方で骨芽細胞をあまり作られなくしたり、破骨細胞による骨吸収（骨を壊すこと）を活発にしたりすると報告されています。脂質異常症の患者さんでは椎体骨折のリスクが高まることも示唆されていますので、高脂肪食を多く摂らないことや脂質異常症をきちんと治療することは、心臓や血管のためだけでなく、骨のためにも大切であると言えそうです。

【コラム】 ビタミンBと動脈硬化

「骨粗鬆症と言えばカルシウムやビタミンD、そして筋肉のためにタンパク質を」。これらはすでにおなじみの知識ですが、「ビタミンB群」が動脈硬化や骨の健康に深く関わっていることはご存知でしょうか?

ビタミンB群は「水溶性ビタミン」であり、この仲間にはビタミンB1、B6、B12、葉酸など多くの種類があります。これらは、糖質からエネルギーを獲得する反応を司る「酵素」を助ける、「補酵素」として働きます。ですので、ビタミンB不足はエネルギー不足につながってしまいます。また、葉酸は遺伝子であるDNAを作る反応に関わっていますので、妊娠の可能性のある若い女性は、将来生まれる赤ちゃんのため葉酸を摂ることが推奨されています。

ビタミンBが不足するとアミノ酸の「メチオニン」がうまく代謝できず、「ホモシステイン」という代謝物が増えますが、このホモシステインが血液中に多くなっていることと、動脈硬化や骨質の劣化とが関係するとされています。ビタミンB群が不足しないためには、食事から十分に摂ることが大切です。詳しくは、管理栄養士にお尋ね下さい。

変形性関節症とメタボ

先に述べたように、変形性関節症は加齢との関連が深い、関節軟骨の変性疾患です。以前は、いわゆる「老化現象」で片付けられていましたが、それだけではなさそうだということが近年わかってきています。

変形性関節症の一部、特に膝関節や股関節など体重を支える下肢関節に起こる変形性関節症は、体重や肥満と関連があることは先ほど述べた通りです。このことについては単純に、重いもの（体重）を支える下肢関節ではいつも力がかかり、軟骨が変性してしまうから、という解釈がされてきました。それは間違っていません。

しかし変形性関節症は手指の関節にもみられることなどから、単に体重だけではなく、病因の一部に、加齢や疾患に伴って起こる「炎症」が関わっているのではないかという説が唱えられるようになりました。実際、脂質異常症や糖尿病の患者さんでは変形性関節症が多く、また重症度も高くなるという報告があり、骨粗鬆症のところで見た「ＡＧＥｓ」が、軟骨にも影響して軟骨の強度を弱めるとされています。また軟骨細胞には、血圧に関連するレニン・アンギオテンシン・アルドステロン系の分子も発現していることから、血圧の変化がなんらかの形で軟骨細胞に影響する可能性もあると思われます。

ただし、肥大化脂肪細胞から分泌される種々のアディポカインがどのように軟骨細胞に作用するのかについては、これまでさまざまな研究がされてきましたが、まだ結論は出ていません。炎症を抑え、動脈硬化については予防する効果が期待されている「善玉」のアディポカイン、アディポネクチンは、もしかしたら関節の炎症や軟骨の変性については、逆に悪くしてしまうのではないかという議論もあります。アディポネクチンが関節の軟骨細胞や滑膜細胞に作用して、プロスタグランジンやインターロイキンなどの炎症物質を増やしてしまう可能性が実験で報告されているからです。また軟骨組織を変性させるＴＮＦαが肥大化脂肪細胞から産生されることもわかっていますので、加齢とともに起こってくる軟骨の変性に、脂肪細胞から分泌されるアディポカインがなんらかの影響を与えている可能性は十分考えられます。

逆に、アメリカでの研究で、変形性関節症患者にメタボが多いことが報告されています。日本でも、２０１２年に東京大学のグループが発表した論文では、メタボの要素である肥満、高血糖、脂質異常症、高血圧のうち、より多くの要素を併せ持つ人（特に女性）ほど膝の変形性関節症が多いことが示唆されています。メタボリックシンドロームと変形性関節症との関連については、今後も研究が進むであろうと思われます。

腎臓病とロコモ

腎臓は血液をろ過して尿を作り、老廃物や不要な酸を排泄し、全身の水分や電解質バランスを調整する臓器です。すなわち、肝臓と一緒に年中無休で身体の「デトックス」をしてくれている大切な臓器です。それだけに、腎機能はいろいろな危険にさらされていると言えます。

例えば高血圧や痛風です。血圧や尿酸値が少しくらい高くても、あるいは健診で「食事に注意しましょう」と言われても、症状がなければほおっておく方が多いですね。でも、血管に高い圧がかかり続けることや血液の中に高濃度の尿酸があり続けることは、いずれ腎臓を傷めます。全身の血液のろ過装置である腎臓の糸球体は、血管の集まりだからです。また、歳をとってだんだん動脈硬化が進んでくれば、それだけで腎臓の働きは落ちていきます。

腎臓は他に置き換えることができない働きを持つ臓器であり、腎臓の機能が一定以下に落ちれば人間は死んでしまいます。死なないためには、腎臓の働きの一部を代行してくれる透析、あるいは腎移植を行わなければならないのです。そのような治療には、患者さんご自身、ご家族、周囲の方、また社会的にも大きな負担がかかります。でも、早く腎機能の低下に気づいてきちんと治療していけば、腎臓の働きを長く保てる可能性が高くなります。そのため、腎臓の働きが落ちてきているヒトを早く見つけて対応しよう、という考え方から、「慢性腎臓病 chronic kidney disease; CKD」という疾患概念が使われるようになりました。

CKDは、腎臓に関わる異常所見（検診で尿タンパクを指摘されたなど）、または腎機能の低下（糸球体濾過率GFRで表されます）のいずれかが3か月以上続けば診断されます（図1-17）。健診で尿タンパク陽性と言われたことがあれば、症状がなくても必ず、再度受診するようにして下さい。

最近、このCKDも、骨と関係していることがわかってきました。CKD患者さんでは、骨折リスクが高まることがわかってきたのです。

腎臓には「尿を作る」以外の働きがたくさんあり、その一つとして、ビタミンDを活性化するという作用を持っています。ビタミンDには皮膚で紫外線の作用で作られるものと、きのこなどの食品から摂取されて腸から吸収されるものとがありますが、いずれも肝臓と腎臓で酵素の作用により「活性型ビタミンD（1,25（OH）$_2$D）」

① 尿検査の異常（タンパク尿など）、レントゲンや超音波検査・CTでの腎臓の異常、または血液検査での腎機能障害など、なんらかの腎障害が3カ月以上続いている
② 糸球体ろ過率（GFR）が60mL／分／1.73m^{2}未満の状態が、3カ月以上続いている

①または②のどちらかにあてはまればCKDと診断される

図1-17 慢性腎臓病（chronic kidney disease, CKD）

に代謝されます。こうしてできた「活性型ビタミンＤ」が小腸からのカルシウム吸収を促進し、血液中のカルシウム濃度を調節するホルモンとして作用するのです。

ＣＫＤの進んだ患者さんでは、腎臓が弱って、本来腎臓が行うべき働きがいろいろできなくなります。ビタミンＤの活性化もできなくなり、その結果、腸管からカルシウムが吸収されにくくなります。こうして血液中のカルシウムが少なくなってしまうため、血液中のカルシウムを維持するために、骨に蓄えておいたカルシウムが血液へと動員され、骨がスカスカになってくるのです。さらに、ＣＫＤでは糖尿病と同様、細胞の酸化ストレスが増大してＡＧＥｓが増加し、骨質が劣化することもわかっています。

ＣＫＤの原因としては、糖尿病のほか、先ほど挙げた高血圧、そして慢性糸球体腎炎が多いのですが、加齢や喫煙、ストレス、痛み止めなどの薬剤を多く使用することなども腎機能低下のリスクとなります。

タバコは骨をもろくする

タバコは百害あって一利なし、と言われる嗜好品です。そうは言っても、忙しい勤務の合間の一服は止められない、家では吸わないのだし、別に健診でもひっかからないし、タバコくらい吸わせてよ…と思う愛煙家はまだ相当数いらっしゃるようです。

タバコの煙には、200種類を超える有害化学物質が含まれています。つまり、お金を出してわざわざ毒を吸い、のどから気管、気管支、肺の奥にまで毒性物質をまんべんなく吸い込んでは吐き出しているわけで、肺や気管支、咽頭、口腔などに相当の悪影響があることは言うまでもありません。

さらに、タバコはさまざまな点から運動器疾患やロコモの危険を高めることもわかっています。例えば、タバコに含まれるニコチンやカドミウムは骨細胞の作用を障害し、骨密度を低下させることが知られており、実際に喫煙者では骨粗鬆症が多いことが報告されています。タバコを吸っていると、食事に含まれるカルシウムの腸からの吸収もされにくくなり、体内にカルシウムが入っていかなくなるのです。また、タバコは関節リウマチなどの免疫疾患の発症や進行に強い影響を持つこともわかってきています。

長年タバコを吸っていると、やがて「タバコ肺」あるいは「肺の生活習慣病」とも言われる「慢性閉塞性呼吸器疾患：chronic obstructive pulmonary disease; COPD」などの呼吸器疾患が起こります。ＣＯＰＤは、喫煙の影響で肺胞が壊れ、気管支のみならず全身が炎症状態に陥る疾患で、炎症によるエネルギー消費のほか、息苦しくて食事が食べられなくなることもあって、全身が消耗してしまいます。このＣＯＰＤが、炎症反応や栄養不良、低酸素血症などを通じて骨密度低下や骨質劣化を引き起こすことが知られており、ＣＯＰＤが重症なほど骨粗鬆症や、それによる骨折のリスクも高くなります。

まるで毎日24時間溺れ続けているかのように息が苦しいのに、加えて骨折の痛みや、動けなくなるつらさ。そして、場合によっては大切な家族も、長年の受動喫煙のために呼吸器疾患のリスクを負ってしまう…（実際、ヘビースモーカーの夫を肺癌や咽頭癌で見送ったあと、やれやれと思う間もなく妻に肺癌が発覚、というようなケースも珍しくありません）。そんな可能性を思い浮かべると、やっぱり、最初から吸わないか、あるいは早めの「卒煙」をめざしていただきたいと思います。

だからと言って痩せすぎも良くない：ダイエットとロコモ

年代や性別を問わず、誰でも多かれ少なかれ「自分の体型」というものは気になるものです。「友達に、ちょっと太ったねと言われた」「ネットで見たモデルさんがかわいいから」など理由はさまざまですが、食べる量を少し（だいぶ？）控えて、ダイエットに挑戦する人が多くみられます。適度に食べて運動もし、健康的に体重を減らせればいいのですが、そこで少し間違ってしまうと、ダイエットが「ロコモ」に直結してしまう危険があります。

いま、わが国では若い女性のやせが大きな問題になっています。もう少し正確に言えば、「若い女性のやせは問題である」と心配しているのは医療関係者を中心とした、「いわゆる若い女性以外」の人がほとんどで、当の「いわゆる若い女性」の方々（多くは女子高生からおおむね30代前半まで）は、ダイエットの弊害を気にすることなく、次から次へと「良さそうなダイエット」に取り組んでいることが多いのです。

体重や体型は、骨格、体脂肪、筋肉のつき方など、いろいろな要素によって決まってきます。脂肪を減らそうとして、筋肉まで減らしてしまっては元も子もありません（そうなるとサルコペニアが心配になってきますね）。女性がやせすぎると卵巣の機能に異常が出て女性ホルモン（エストロゲン）の分泌が減少し、月経が停止してしまうことはよく知られています。

骨について見てみると、一般的に骨密度は体重に相関することがわかっています。これは、骨の細胞が、外から力学的刺激（運動や重さによる刺激）を受けることで活発に骨を作ろうとするからです。つまり、丈夫な骨格をつくるには適度な「体の重み」が重要なのです。しかし、やせ過ぎてしまうとこのような「力による刺激」が入らなくなるため、もろい骨となってしまいます。また、タンパク質を失うような形でやせれば筋肉が落ち、体を支える力が弱くなって、転倒から骨折に至る危険が高くなります。

さらに、若い女性のやせ過ぎは次世代にも影響します。低体重の女性から生まれた赤ちゃんは、やがて成人になったときに生活習慣病になる可能性が高いということが疫学調査で判明しているのです。

本来、「脂肪」を含むほとんどの組織や細胞は、それがそのようにあることが必要だから体に存在している、と言えるのではないでしょうか。脂肪細胞は女性ホルモンを作り出す作用を持っていますから、特に若年期の女性において脂肪細胞が適切な量で体内に存在することは、将来の妊娠出産に備え、大切なことであると考えられます。そのような時期に、せっかく働いてくれている脂肪細胞を、あまりに減らしすぎないようにした方がよいのです。

運動不足とロコモ

「ちょっと運動不足だけど、太ってないから大丈夫」…。そう思って毎日、ネットサーフィンやスマホいじりばかりに熱中している方はいませんか。もちろん肥満していないことは良いことなのですが、体をしっかり動かして骨や筋肉に刺激を加えることも、ロコモ予防に大切です。

先ほど述べたように、骨密度は体重や運動に関係しています。さらに重要なのは筋肉であり、運動不足は筋肉量の低下や筋力の低下、すなわち「サルコペニア」を招いてしまいます。

骨密度の低下や骨折を予防するには、とりあえず体を動かしてみましょう。骨粗鬆症のリスクが高くなる中高年でも、例えばウォーキングをすることで、男女問わず大腿骨頸部骨折を予防することができるというデータが出ています。またサルコペニアは、筋肉を鍛える運動によって予防することが可能です。具体的には、筋肉の材料となる良質なタンパク質やビタミンを十分に摂った上で、適切なレジスタンストレーニング（抵抗運動、筋力トレーニング）をすることが大切です。有酸素運動との組み合わせはさらに効果的と考えられています。

なお、一方で運動のしすぎも良くありません。幼い時から過度に関節を使うようなことをしたり、あるいはスポーツを正しいフォームで行わないでいたりすると、軟骨や筋肉、腱、椎間板などに無理な力がかかり、関節を傷めてしまいます。運動は適切なアドバイスを受けながら、自分に合ったペースで行いましょう。

まとめ：今日のメタボと明日のロコモ!?

ここまで見てきた通り、単に「おなか周りが太っただけ」と思われがちな「メタボリックシンドローム」と、「自分で移動する能力の低下」と定義されている「ロコモティブシンドローム」とは、実は密接に関連しているのです（図1-18）。このような状況は、高カロリーで味付けの濃い食べ物に囲まれつつ不規則な生活を送り、駅では階段を歩かずにすぐエスカレーターに乗ってしまうような慢性的運動不足の我々にとっては、決してひとごとではありません。しかし逆に言えば、それらはメタボとロコモの関係にちょっと気をつけるだけで、全部とは言えませんが、かなりの部分を予防できるかもしれないのです。今日の生活が明日のロコモにつながると言えるでしょう。

このあとの章では、メタボとロコモ、その2つの関係に着目した生活習慣について、食事と運動の両面からお話ししていきます。今日から実践できる方法を紹介しますので、ぜひトライして下さい。

【参考文献】

・厚生労働省（http://www.mhlw.go.jp）

・内閣府　平成27年版高齢社会白書（http://www.cao.go.jp）

・メタボリックシンドローム診断基準検討委員会「メタボ

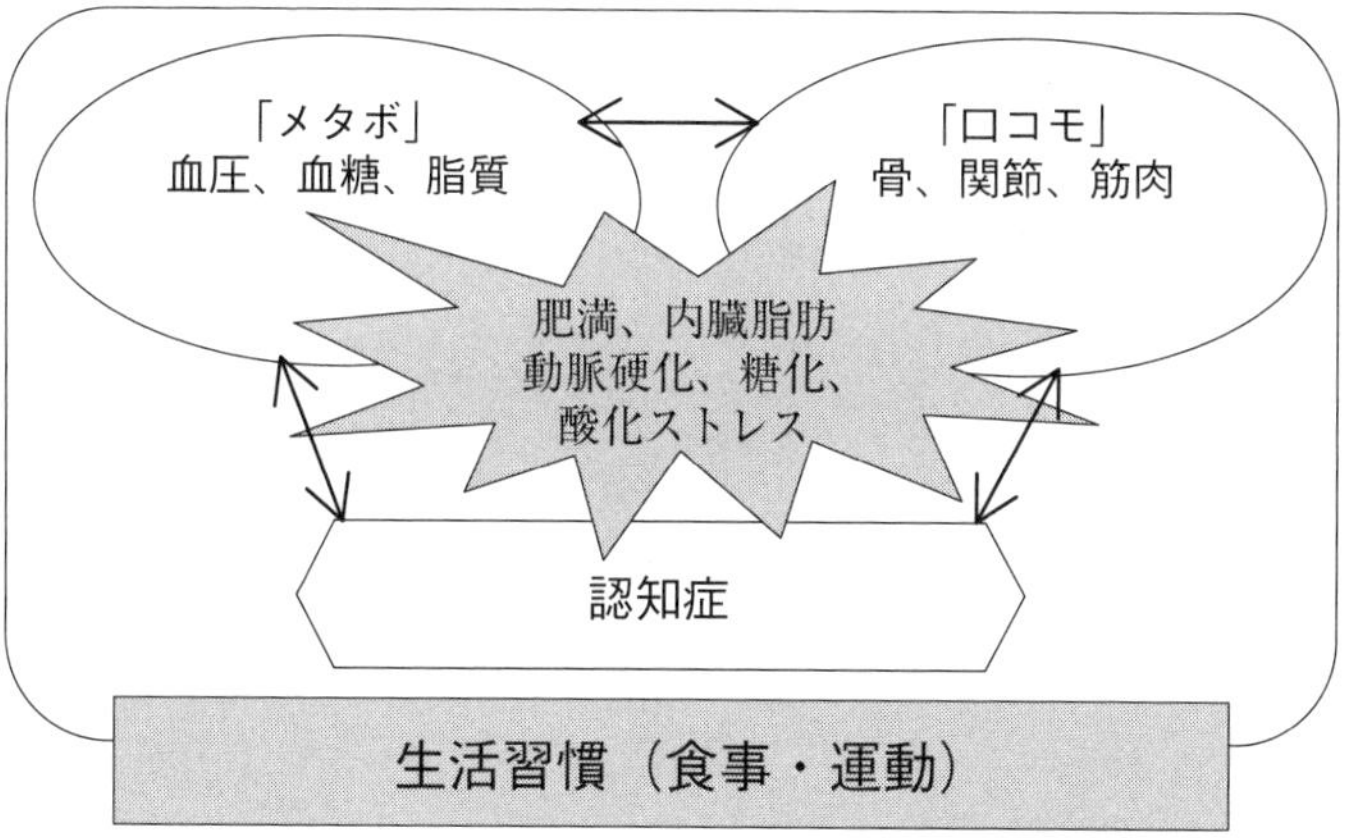

図1-18　メタボとロコモをむすぶのは生活習慣

リックシンドロームの定義と診断基準」『日本内科学会雑誌』94（４）：７９４-８０９、２００５年
・日本循環器学会 心筋梗塞二次予防に関するガイドライン（http://www.j-circ.or.jp）
・日本脳卒中学会『脳卒中治療ガイドライン２０１５』協和企画 ２０１５年
・日本整形外科学会　ロコモティブシンドローム予防啓発公式サイト（https://locomo-joa.jp）
・骨粗鬆症の予防と治療ガイドライン作成委員会『骨粗鬆症の予防と治療ガイドライン２０１５年版』ライフサイエンス出版 ２０１５年
・日本骨粗鬆症学会生活習慣病における骨折リスク評価委員会『生活習慣病骨折リスクに関する診療ガイド』ライフサイエンス出版 ２０１１年
・ＪＡＸＡ　宇宙航空研究開発機構（http://www.jaxa.jp/index_j.html）
・Belavý DLet al.「Preferential deposition of visceral adipose tissue occurs due to physical inactivity.」『Int J Obes（Lond）』38（11）：1478-80, 2014.
・Tai V, et al.「Calcium intake and bone mineral density: systematic review and meta-analysis.」『BMJ』29; 351: h4183, 2015.
・Reid IR, et al.「Calcium supplements: benefits and risks.」『J Intern Med』278（4）: 354-68, 2015.
・International Osteoporosis Foundation.「Scientific evidence supports the role of calcium and vitamin D for good bone health.」News Stories, October 2, 2015.（http://www.iofbonehealth.org）
・Janghorbani M, et al.「Systematic review of type 1 and type 2 diabetes mellitus and risk of fracture.」『Am J Epidemiol.』166（5）: 495-505, 2007
・Mandal CC.「High cholestrerol deteniorates bone health: new insights into molecular mechanisms」Front

Endocminol. 6: 165. doi: 10. 3389/fendo. 2015. 00165, 2015.
・Francin PJ, et al.「Association between adiponectin and cartilage degradation in human osteoarthritis.」『Osteoarthritis Cart』22 (3): 519–26, 2014.
・赤木將男「メタボリックシンドローム（ＭｅｔＳ）と変形性関節症（ＯＡ）」『臨床リウマチ』26：１３８-１４３、２０１４年
・Masuko K, et al.「A metabolic aspect of osteoarthritis: lipid as a possible contributor to the pathogenesis of cartilage degradation.」『Clin Exp Rheumatol.』27 (2): 347–53, 2009
・Kawakami Y, Masuko K, et al.「Expression of Angiotensin II Receptor-1 in Human Articular Chondrocytes.」『Arthritis』2012: 648537, 2012;
・Greene MA, Loeser RF.「Aging-related inflammation in osteoarthritis.」『Osteoarthritis Cartilage』23 (11): 1966–71, 2015.
・Yoshimura N, et al.「Accumulation of metabolic risk factors such as overweight, hypertension, dyslipidaemia, and impaired glucose tolerance raises the risk of occurrence and progression of knee osteoarthritis: a 3-year follow-up of the ROAD study.」『Osteoarthritis Cart』20 (11): 1217–26, 2012.
・伊東宏晃「クリニカルカンファレンス ７：妊娠中の栄養管理と出生児の予後 ３）胎生期から乳幼児期における栄養環境と成長後の生活習慣病発症のリスク」『日産婦誌』60（９）：Ｎ３０６-Ｎ３１３、２００８年
・Chen LK, et al.「Sarcopenia in Asia: consensus report of the Asian Working Group for Sarcopenia.」『J Am Med Dir Assoc』15 (2): 95–101, 2014
・若林秀隆「リハビリテーション栄養アセスメント」『Medical Rehabilitation 143；増大号 特集 リハビリテー

ション栄養―栄養はリハのバイタルサイン―』若林秀隆編．全日本病院出版会、２０１２．
・田辺解「サルコペニア肥満に関する最新の知見」『臨床栄養』１２４（３）：３１２-３１５、２０１４年
・日本老年医学会（http://www.jpn-geriat-soc.or.jp/index.html）
・日本医師会「たばことがん」（http://www.med.or.jp）
・中村洋「アンチエイジングから変形性膝関節症を考える（特集　アンチエイジングサイエンスからロコモティブシンドロームを考える）」『Anti-aging Science』７（２）：24-27、２０１５年
・藤田聡「サルコペニア予防における運動と栄養摂取の役割」『基礎老化研究』35（３）：23-27、２０１１年
・Feskanich D, et al.「Physical activity and inactivity and risk of hip fractures in men.」『Am J Public Health』104（4）: e75-81, 2014.
・Radavelli-Bagatini S, et al.「Dairy food intake, peripheral bone structure, and muscle mass in elderly ambulatory women.」『J Bone Miner Res』29（7）: 1691-700, 2014.

★ここでセルフチェックしてみましょう★

✔・		チェック項目
	1	BMI*が25を超えている、 または18を下回っている
	2	20歳の頃と比べて、体重が だいぶ増えた
	3	甘いものが好きだ
	4	揚げ物が好きだ
	5	一日のうちで、すわっている 時間が長い
	6	手持ちのズボン・スカートが きつくなった

*BMIは、第1章の図1-2を見て計算してみましょう。

ひとつでもチェックがあれば要注意！
→第2章・第3章で、食習慣と運動習慣の
見直しからはじめましょう。

第2章　食　事　編

1　メタボ&ロコモ予防と解消のための食事について

第1章で、肥満による高血糖や脂質異常を放置しているとメタボになること、メタボとロコモのそれぞれの問題、メタボとロコモは実は関係があったのだということ、生活習慣の改善で予防できることについてご理解いただいたと思います。

先ほどのセルフチェックで、「一つ当てはまったけど一つだから…」と、問題が見つかっても気づかないフリをされた方もいらっしゃるのではないでしょうか。一つでも該当された方は、後悔しないために、今日から頑張りましょう！

食事編というタイトルを見て「効果のある食べ物が書かれている」と思われる方が多いのです

が、宣伝費のかかっている広告やネットの口コミで「身体に良い」と言われているような食品やサプリメントを、高いお金を払って食べ続けるよりも、まずは自分の料理の選択や量、食べ方など、**食事全体（食習慣）を改善する**ことが必要です。

この章では、生活習慣の一つである食習慣を改善することが目的です。まずは食習慣とは何か？　食事の何をどのように改善したらいいのか？　について解説していきます。

ただし、すでに治療等で医師や管理栄養士から食事の指導を受けられている方は、受けられている指示に従ってください。

食習慣とは何か？

「習慣」とは毎日繰りかえすことによって身についた行動様式を指します。例えば、自分が子どもだった頃を思い出してください。洋服のボタンを留める時に最初は穴とボタンを一つずつ確認しながら留めていませんでしたか？　そして慣れてきたら確認しなくても留められるようになり、今では何も考えずに自然に留めることができます。つまり、最初は考えながら行っていた行動も繰り返し慣れるに従って考えずに行えるようになります。習慣を身につけることで、脳の思考回路を短縮しているという利点があります。

食事も、最初は考えながら食べていたのに、繰り返していくうちに考える動作を省いてしまうようになってきます。例えば、気づいたらテレビを見ながらポテトチップスを食べていたことはありませんか？　良い習慣が身についている場合もありますが、無意識のうちに好きな食品をたくさん食べる習慣が身についてしまっている場合もあります。栄養相談で、「そんなに食べていません」と話される方がいらっしゃいますが、**自分では気づかない間に食べているの**です。

このような理由から、長年の間に身についた**習慣の多くは無意識に行っているので、自分からは問題点に気づくことは難しいのです。**また、気づいても慣れ親しんだ習慣を急に変えることは難しいのです。さらに新しい習慣が定着するまでには3か月以上かかるので、身についた習慣を改善するのは大変なことです。

> 習慣は無意識に行っているので、改善は簡単ではありません。

気づいた頃にはかなり進行している？　メタボの恐ろしさ

さて、メタボリック症候群は栄養の長期過剰摂取により、代謝過程に異常が生じている状態です。放置していると、糖尿病や脂質異常症、動脈硬化が起こり、心筋梗塞や脳梗塞で命が危険になることもご理解いただけたと思います。脳梗塞で命は助かっても、後遺症で不自由な生活を過ごしている方がたくさんいらっしゃいます。せっかくの老後が通院で終わるのは寂しいですよね。

これらの**疾患の恐ろしい点は自覚症状がないまま進行しているということです。**「ズボンがきつくなった」人の多くは「ズボンを買い替えてお財布は痩せたけど、身体は痩せないな、ワハハ…」と笑っている間にインスリン抵抗性は上がり、動脈硬化が進んでいるのです。健康診断で「血糖値が高いですね」と指摘され、「たまたま前日に食べ過ぎただけで、普段は食べません」とその場だけごまかしている方もこのままでは、メタボがどんどん進行していくのです。

肝臓や膵臓は無言で過剰に働いているのです。臓器が耐えられず悲鳴を上げる時には、かなり深刻な状態になっているのです。そうなる前に、食事を見直して頑張った臓器をいたわってあげませんか？

メタボの恐ろしさは自覚症状がないこと。気づく頃にはかなり進行している。

「普段の食事を改善する」簡単な方法なのにうまくいかないのはなぜでしょう?

さて、世間には数えきれないくらい多くのダイエット方法が流行っては消えていくのはなぜでしょう? 流行している多くのダイエット方法は、ある食品を食べ続ける/食べないという方法です。慣れ親しんだ食習慣をやめて、食べ慣れない食品を食べ続けることになります。しかも、体重を減らした後も効果があると言われる食品を食べ続けなければならないのです。食品によっては食費も増加します。さらに単一の食品を長期間食べ続けると、食事が偏り、微量な栄養素が不足して体に影響が出ることもあります。そして何より飽きてきます。だから、ほとんどの人が途中で止めてしまうのです。数か月・数年後には体重が戻るだけでなく、我慢していた分、以前よりも食べてしまい、減量前よりも体重が増えてしまう(リバウンド)こともあります。

長期間続けられてリバウンドしない方法は、**毎日必要な量をバランスよく食べることを、地道に続けて**食習慣を管理することです。「急がば廻れ」ということです。

ところで、今回この本を読んで体調管理をしようと思ったきっかけは何ですか? 健康診断で指摘されたからですか? 家族からダイエットを勧められたからですか? 理由は様々ですが、ちょっと食事を変えるだけで、今よりも健康な生活を目指すことができます。その結果、自分の老後が豊かになり、自分の大事な家族にも迷惑をかけることなく、楽しく過ごすことができます。

食事の改善は長期戦。食事と体重の管理を継続するしかない。

2　食習慣を改善する方法とは？

「食事に気をつけましょう」と言われた方から「○○は身体に良い／悪い」「△△に効く食べ物は何ですか？」「××は食べてはいけないのですか？」と質問されます。いろいろな情報はありますが、食事で健康管理をする時に大事な点が2つあります。

・食事は薬ではありません。

・長期間続けないと改善しません。

薬は効果のある成分を抽出して濃縮しているので、少量で効き目があります。サプリメントも同様です。一方、食品は一つの食品の中に効果のある成分が少しずつ何種類も入っています。効果が現れるまでには長い時間が必要です。

さらに、「あなたはなぜ食事をするのですか?」と聞かれたらどのように答えますか? 多くの方は「生きていくため」「体に必要な栄養を補うため」と答えます。もちろん大切な役割です。続けて、「栄養を補えるなら、毎回同じ食事でいいですか?」と聞かれたらどう答えますか? 多くの方は「飽きるので食べ続けられない」「季節感がないのでさみしい」と答えます。つまり、食事には「栄養を補う」という役割以外に季節感や行事を楽しむことができるなどの役割もあるのです。

食事や食習慣を変えて**改善が実感できるまでには時間がかかります。**しかし、副作用の心配がなく、季節感や自分の好みを取り入れることができるので、**楽しみながら健康になれる方法**といえるでしょう。

> 食事で健康になる方法は、季節感や嗜好を楽しみながら続けることができます。

食事を減らすという単純な話ではありません

食品には体に少しずつ効果のある成分が入っているので、何か一つの食品を食べ続ければ良いということはありません。食物アレルギーの人を除けば、食べてはいけない食品もないということなります。健康な食生活の解説本に「バランスよく食べましょう」と書かれている理由はここにあります。

次に、「肥満なのでメタボの危険がありますよ」と言われて「食べすぎているから食事を減らさないといけないのか…」と思われたかもしれません。「いろいろ考えるのは面倒なので、食事を我慢して体重を落とせばいいじゃないか」と思われたかもしれません。

確かに、「肥満」は摂取エネルギーと消費エネルギーを比べた時に摂取エネルギーが多い状態です。余った栄養分を中性脂肪として貯えています。この中性脂肪が必要量以上に増えてしまうと、第1章に書かれていたように脂肪細胞が変化し、悪玉アディポカインを分泌するようになります。だから、消費量に見合う量まで摂取エネルギー量を減らすことは

表2-1　栄養素の主な働き

栄養素	主な働き
糖質*	エネルギー源
たんぱく質*	体の構成成分になる、エネルギー源
脂質*	エネルギー源
ビタミン	栄養素の代謝に利用される
ミネラル	体の構成成分になる
(食物繊維)	血糖値の急な上昇を抑制 コレステロールの吸収を抑える

*糖質、たんぱく質、脂質は体内でエネルギーを作り出すことができるので、「エネルギー産生栄養素」といわれています。
食物繊維は栄養素ではありません。

大切です。でも、栄養素には様々な働きがあるので、**一部の栄養素を減らすだけでは解決しないのです。**

表2-1に栄養素の主な働きを示しました。体温維持や、体を動かすための燃料となるエネルギーを作り出す栄養素を「エネルギー産生栄養素」といいます。この栄養素は糖質、たんぱく質、脂質です。さらにエネルギー産生栄養素の代謝を補助するビタミン、身体の構成成分になるミネラル、以上の5つが主な栄養素のグループです。栄養素ではありませんが、血糖の急激な上昇を抑える、コレステロールの吸収を抑える働きがある食物繊維があります。

この「エネルギー産生栄養素」を余分に摂取すると、使われなかったエネルギーは中性脂肪の状態で蓄えられます。その後蓄えられていた中性脂肪は、必要に応じてエネルギーを産生し、体温の維持や、生命活動の維持のための燃料にするのです。

「それなら食事を減らせば痩せるってことか！」と思われますね。エネルギーを十分に使わないままで、つまり**運動しないで食事だけを減らすと、脂肪だけでなくたんぱく質からもエネルギーを産生**します。つまり、筋肉が減少した結果、体重が減少しているのです。

宇宙飛行士が宇宙船の中で運動している映像を見たことがありませんか？　健康な人でもベッドの上で寝たきりの生活を過ごすと、歩けなくなります。「ご飯を我慢して体重が減った！」と喜んでいるけれど、脂肪ではなく筋肉が減っている場合があるのです。

つまり、メタボを改善したはずが、ロコモになっていくということです。

以上の事から、メタボとロコモの予防には、食事はバランスよく必要な量を摂り、しっかり身体を動かすことが大切です。運動については第3章に書かれています。


食事はバランスよく、過不足なく食べることが大切。そして運動も行うことが大切。

自分の生活習慣を記録しましょう

健康診断や人間ドックで医師、保健師、管理栄養士の面談が「嫌だなぁ～」と思う方がいらっしゃいます。なぜ、嫌だと思うのでしょうか？　あなたの大好きな晩酌やおやつのことをとやかく言われたくないからですか？

長年の間に無意識に行っていた習慣について他人から指摘されると誰しも戸惑うし、「そんなに食べてないし…」と思いますが、人間ドックでメタボが疑われているということは、あなたはやはり、無意識のうちに食べているのです。

メタボやロコモは長い間に偏ってしまった生活習慣に対して、身体が「これ以上は無理だよ」とサインを送っている状態です。ところが自分では身体の中を見ることはできないし自覚症状もほとんどないので、自分からサインに気づくことは難しいのです。

さらに、無意識のうちに習慣が身についているので、**指摘されても受け入れにくい**ことが改善を難しくしているのです。

それならば、自分で毎日の生活習慣を記録し、振り返ることで**自分の食習慣の歪みをみつけ、意識していくことで修正する**という方法にすれば、自分でも納得して行うので、不快にはならないと思いませんか？

…というのが今回ご紹介する方法です。専門的にいうと**「セルフ・モニタリング法」**と言います。『ダイエット日記』などの名称で、企業や地域などで利用されている方法も基本は全て同じです。共通している部分は【①】体重を計る、【②】食事を記録する、【③】定期的に振り返るの3点です。


習慣の是正は習慣を意識することから始めましょう。

3　セルフ・モニタリング法のポイントと目的

それでは、これから見直していく（モニタリングする）項目とその目的について説明します。モニタリングをして、記録に残すことは、自分の習慣の特徴に自分自身で気づくためです。実施する前に各項目の目的とポイントを理解しておくと、自分でチェックする時に気づきやすくなります。

体重を測定し、記録することの目的

「食事と運動を頑張って本当に効果があったのか？」あるいは、「食事を減らしすぎていないか？」と気になるところです。かといって毎月病院で血液検査を受けるのは大変です。そこで、手軽に効果を調べる方法として**体重測定**があります。**毎日体重を測定**し、第1章に載っていた体格指数（図1-1）を利用すると、自分の状態を評価することができます。

食事と運動の改善を頑張ったのに体重が減っていない場合には、脂肪が減って筋肉が増えてい

るかもしれません。最近の体重計は**体脂肪率**を表示してくれるものもあります。さらに表1-2にあった**おへそ回りの腹囲を計測**するのも良い方法です。上手に組み合わせてみましょう。

毎日の体重測定は、健康管理の第一歩です。

食事を記録することの目的

記録をすることの目的は忘れないためです。「昨日の夕食は?」と聞かれれば誰もが思い出せますが、「先月の3日の昼ごはんは?」と聞かれて思い出せる人はほとんどいません。食習慣を振り返るとは、長期間食べていた食事を見直すことです。

記憶を思い出すだけでは、無意識に食べてしまったおやつや、電車の中で舐めていた「飴ちゃん」までは思い出せないので、食べていなかったことになってしまうのです。**文字に残すことで、何気なく口に入れていた物に気づく**ために食事を記録することは必要です。

食事記録は思い出せない食事を振り返るために必要

1日の食事記録からわかること

「毎日の食事を適量にバランスよく食べましょう」と言われても、食べる物は毎日違うし、動く量も異なります。では、どのように食べたらいいのでしょうか?

図2-1を見てください。栄養相談などで、「昨日はどのような食事を召し上がりましたか?」と管理栄養士から聞かれたことがある方も多いと思います。管理栄養士は頭の中でこの図にそって皆様の食事の内容を解析していきます。

まず、1日の食事は朝・昼・夕の食事から摂っています。ある一定の間隔で食事を摂っていますが、この動作は**1日のリズムを作る上で大切な役目**をしています。食事の時間が不規則な場合は、1日のリズムも不規則になり、睡眠時間の不足や昼夜逆転など生活が不規則になっている可能性が考えられます。

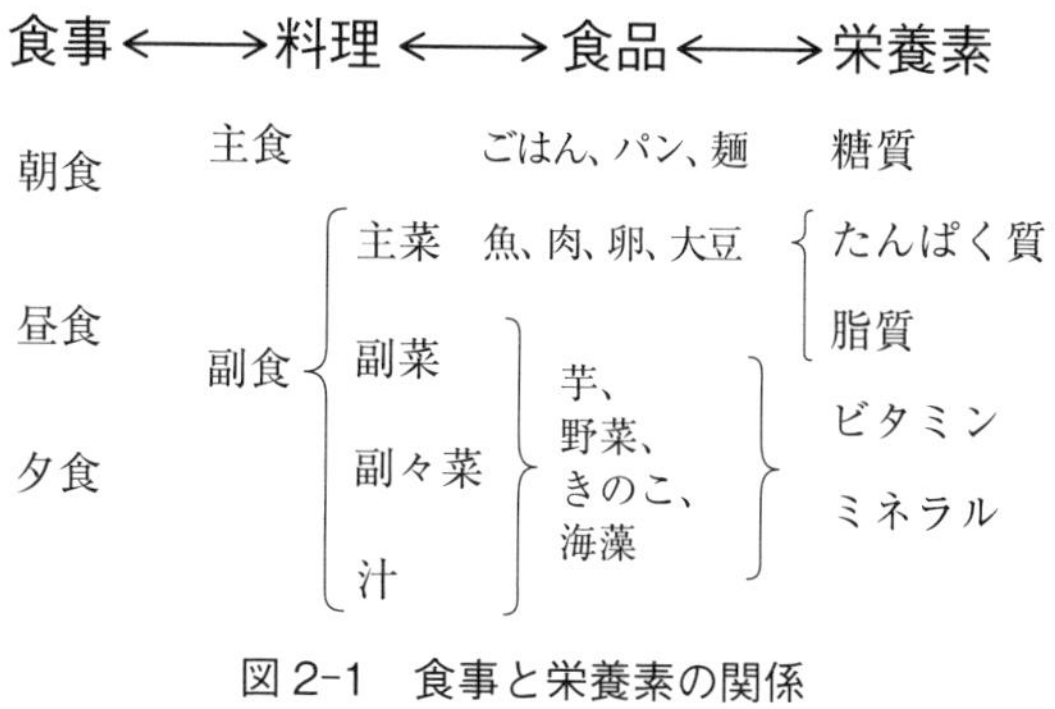

図2-1　食事と栄養素の関係

また、「朝食を抜いている」「昼は1人なので食べない」という場合は、1日に必要な栄養量の3分の1が不足している可能性が考えられ、低栄養につながる危険があります。あるいは、夜更かしをして夜食を食べているから朝食が食べられないのかもしれません。食事の代わりにお菓子などで空腹を満たしている場合には、栄養のバランスが偏っている可能性が考えられます。

1日、3食を摂っているか、時間の間隔は一定かを確認しましょう。

主食、主菜、副菜とは?

図2-1に示したように1回の食事は主食と副食の組み合わせからできています。**主食**とはごはん、パン、めん類などの穀類を指します。**副食**はおかずのことです。

さらに、副食は主菜、副菜、副々菜、汁から構成されています。日本食の基本は「一汁三菜」と言われていますが、米飯に主菜、副菜、副々菜、汁物の組み合わせを指しています。図2-2に一汁三菜の例を掲載しました。

主菜とは主に肉、魚、卵、大豆製品などたんぱく質を多く含む食品で作ったおかずです。西洋料理のメインディッシュにあたります。大皿や大鉢に盛り付ける料理を指します。**副菜**は野菜、芋類、海藻類、きのこ類などを用いて作るおかずです。小鉢や中皿に盛り付ける料理を指します。**副々菜**も副菜と同じ食材で作られるおかずですが、副菜より量が少ないので、小皿に盛り付ける料理を指します(副々菜と言わずに副菜として特に区別をしない場合もあります)。

主食、副食でよく使われる食材は、図2-1の食品に示しました。またこれらの食材に含まれている主な栄養素も示しました。

図2-1からわかるように、毎回の料理の組み合わせを見直すと、摂れている栄養素と不足しがちな栄養素を自分自身で振り返ることができます。

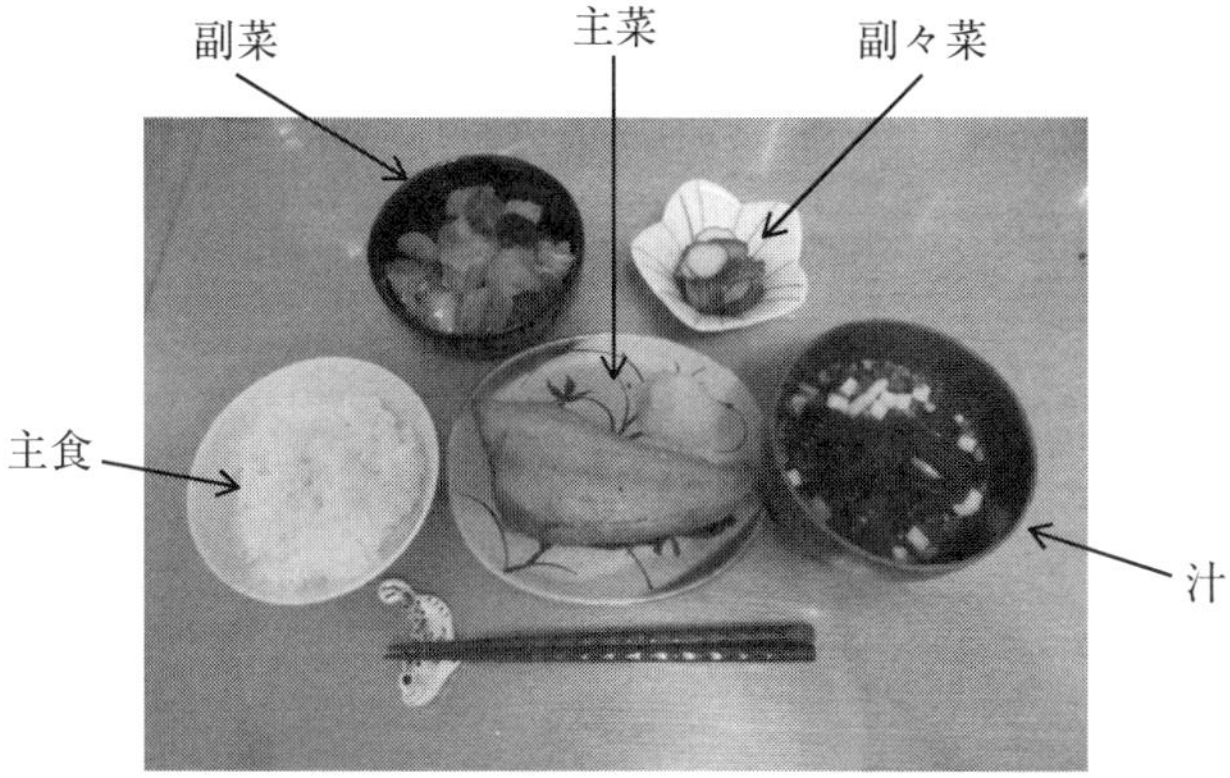

図2-2　バランスの良い食事の例

毎回の食事に、主食、主菜、副菜がそろっているか　確認しましょう。

4　セルフ・モニタリングに挑戦してみましょう！（実践編）

ここからは、いよいよ実践編です。巻末のチェック表を使って、実際に記録してみた例を使って、記録の方法、モニタリングのポイントを具体的に説明します。

体重を記録しましょう

体重は朝起きてトイレに行った後、入浴前など**毎日決まった条件で測定**してください。計った**体重は日付と一緒に記入**しておきます。折れ線グラフ（図2-3）にすると、自分の体重の変化が目に見えるので、頑張ろう！という気持ちが芽生えてきます。体重が増えていた時にはグラフの下に言い訳を書いておくと、後で振り返る時に役に立ちます。

アメリカの研究では、自分の体重を毎日記録して見返すだけでほとんどの人が減量に成功した

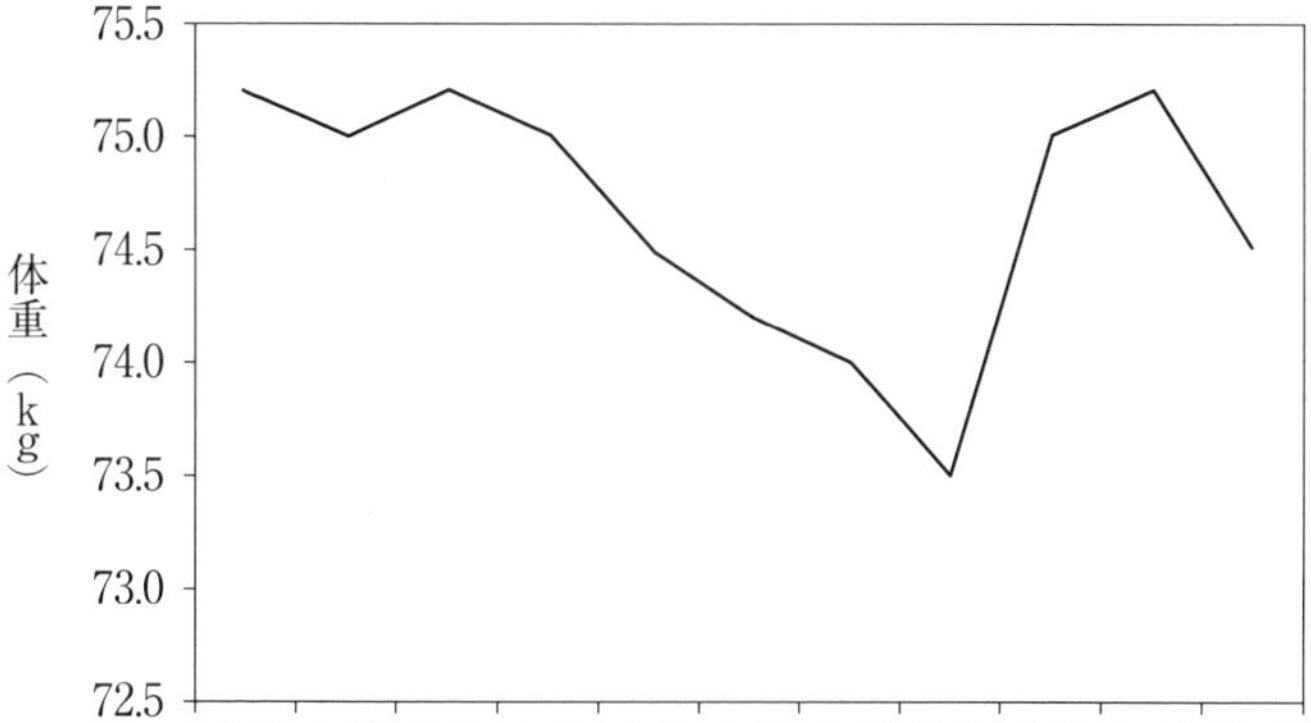

	0日	1日	2日	3日	4日	5日	6日	7日	8日	9日	10日
言い訳	今日からスタート。	ちょっと減って嬉しい。	なんとなく夜に食べてしまう。	晩酌後のラーメンを我慢。	体重が減ってきた。	ラーメンは我慢できている。	体重計に乗るのが楽しい。	ベルトの穴が1つ動いた。	出張先で宴会が続いた。	夜食にラーメンを食べた。	ジョギングを始めた。

図2-3　体重の変化

〔ポイント〕グラフの目盛を100g（0.1kg）単位にすると、さらに変化がわかりやすくなります。

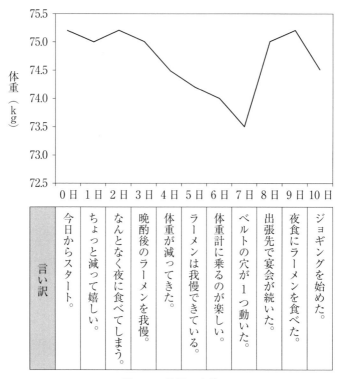

という報告があります。

体重は毎日同じ条件で測定し、記録します。折れ線グラフにすると変化が一目でわかります。

食事を記録しましょう

朝起きてから寝るまでの間に口に入れた時間、食べ物と飲み物の種類と量をすべて記入します。（図2-4）忘れやすいのがサプリメントやガム・飴など食事時間以外に飲んだり食べたりしたものです。

食事記録と一緒に食べた時間や場所、一緒にいた人なども記録しておくと思い出す時の役に立ちます。また、ちょっと食べすぎてしまった場合は言い訳も書いておくといいで

時間	場所	誰と	食べたもの	感想
7:00	自宅		コーヒー	昨晩、飲み会だったので食欲がない
10:00	会社	同僚K氏	缶コーヒー（微糖）、クッキー3枚	会議打ち合わせ
14:00	駅	1人	味噌ラーメン、半ライス	営業の途中
18:00	駅	1人	ハンバーガー、コーヒー	急にお腹が空いた
21:00	自宅	1人	ビール350mL 1缶、酎ハイ1杯 鶏からあげ5個、きゃべつ、トマト、ポテトサラダ、きんぴら、味噌汁、お茶漬け、漬物	TVで野球を見ながら
23:00	自宅	息子	ビール350mL1缶、柿の種 カップラーメン	バイトから戻った息子と話

図2-4　食事記録用紙の例

日	月	火	水	木	金	土
コーヒー カップ焼きそば おにぎり（鮭） ビール 500mL 豚生姜焼き キャベツ、トマト 肉じゃが 米飯　漬物 味噌汁 まんじゅう	焼きそばパン クリームパン 缶コーヒー カツカレー サラダ コーヒー クッキー　3枚 コーヒー ご飯 さんま塩焼き 茄子炒めもの サラダ 漬物 味噌汁 みかん	おにぎり　2個 缶コーヒー 味噌ラーメン 半チャーハン チョコレート コーヒー ご飯 鶏照り焼き ポテトサラダ 味噌汁 みかん せんべい　2枚	カレーパン メロンパン 缶コーヒー 親子丼 漬物　味噌汁 ドーナッツ 缶コーヒー ご飯 トンカツ キャベツ、トマト 煮物 味噌汁 みかん	コロッケパン 卵蒸しパン 缶コーヒー 天丼 （エビ、きす、芋、なす、ししとう） 味噌汁　漬物 アイスクリーム 缶コーヒー ご飯 味噌焼き（魚） きんぴら お浸し 漬物 味噌汁 みかん	ピザパン デニッシュ 缶コーヒー チャーハン ザーサイ スープ 缶コーヒー 生　中ジョッキ 枝豆 サワー　2杯 刺身 チーズポテト もつ鍋 ぞうすい （帰りに）牛丼	ヨーグルト （外出　友人と） サラダ チーズ盛合せ ピザ パスタ 生　中ジョッキ 枝豆 刺身 サワー　2杯 サラダ ポテトフライ 唐揚げ 焼き魚（ホッケ） 焼き鳥　3本 焼きうどん （帰りに）そば

図2-5　食事記録用紙の例（カレンダー利用）

しょう。「日記に食事記録がついているもの」をイメージしていただけるとわかりやすいかもしれません。最初に記入欄を増やしてしまうと、記録することが負担になるので、図2-5のようにカレンダーや手帳に料理の名前を書くだけでも構いません。最近は食べた料理を携帯電話で撮影して送信すると、食事診断をしてくれるアプリ（有料の場合があります）もあります。自分が継続しやすい方法を選んでください。

まずは口に入れた物をすべて記録しましょう。慣れてきたら、量、時間なども記入しましょう

定期的に振り返りましょう

ある程度の間隔で記録を振り返ります。毎日でも構いませんが、日によって行動や食事内容が異なりますので、自分の嗜好や習慣を見直す場合には一定の期間で見直す方がわかりやすいでしょう。1週間でも10日間でも自分が実行しやすい期間で構いません。ただし、記憶が鮮明な方が振り返りやすいので、月に2回以上は振り返るようにしてください。

1週間に1度、食事記録を振り返りましょう

●体重の評価

体重は身体の筋肉、脂肪、骨、水分、無機質などの総重量を示しています。まずは身長と体重から体格指数を求めます（図1-1）。「普通体重」の数値より小さい人は「低体重」で、低栄養の心配があります。体重が少なすぎると体力や免疫力も弱くなるため、感染症が重症化する危険も高くなります。ある程度体重が増えるようにしっかり食べて身体を動かすようにしましょう。

また、「普通体重」より数値が大きい人は「肥満」の可能性があります。「痩せすぎも太り過ぎもよくない」ので、**普通体重の範囲内に入るように心がけましょう。**

体重の急な減少や増加は代謝への負担が大きくなります。**1か月に1Kg減量のペースが理想的です。**また、標準体重に近づいてくると、体重の変化は緩やかに（減少しにくく）なります。無理に食事を減らすと、反動から過剰に食べてリバウンドする危険がありますので、運動を取り入れて焦らず気長に続けましょう。

> BMIが「普通体重」の範囲に入っていることを確認しましょう。

●食事の評価

図2-4の食事記録の例を、図2-1の「食事と栄養素の関係」の順に振り返ってみましょう。

欠食の有無を確認しましょう

1日3回、一定の間隔で食事を摂ることは、生活のリズムを保つ働きがあります。毎日食事の回数が異なる場合は、生活のリズムが乱れるので、睡眠時間も不規則になり、疲れやだるさを訴える原因にもなります。

さらに、欠食があると一日に必要な栄養素が摂れていない可能性があります。また、ダイエットのために食事を抜いている場合がありますが、途中でおやつを食べてしまったり、次の食事が過食になってしまったりするのでむしろ体重が増える原因になる場合があります。

過食や、お菓子で代用することの問題点は、**急激に血糖値を上げる**ことです。第1章に書かれていたように血糖値が高いと糖化が促進され、最終糖化産物（ＡＧＥｓ）が増加するので、急激な血糖値の上昇を避ける食べ方は膵臓だけでなく、筋肉や骨のためにも必要です。

図2-4の例でも朝はコーヒーのみですね。前夜に飲み会があり食欲がなかったと書いてありますが、10時にクッキーを食べています。昼食は14時と遅く、18時のハンバーガーや23時の夜食など食事回数も増えています。ダラダラと食事を摂ることの問題点は2つあります。1つは「昼食は少なかったから…」と、言い訳して食べているうちに、気づいたら必要量以上食べてしまっ

ていた可能性があります。もう1つは食べ続けることで高血糖状態が続くことになるので、膵臓の負担は減りません。高血糖が続いた場合の体への影響については糖尿病や動脈硬化のほか、先ほど述べたＡＧＥｓの問題もあります。詳しいことは、第1章に書かれています。

以上の理由から、一定の間隔で、必要な量を摂ることを心がけてください。

食事を抜いていないか？　食事を簡単に済ませていないか？　を確認しましょう。

料理の組み合わせを確認しましょう

図2-4の例では、食事に主食、主菜、副菜が揃っていますか？　昼は味噌ラーメンと半ライスで副菜がありませんね。ラーメンやカレーライスなどの単品料理は、主食と主菜はありますが、副菜が不足した食事になります。副菜に多く利用される食品は、野菜、芋類、海藻、きのこ類です。これらの食品に多く含まれている栄養素はビタミン、ミネラル、食物繊維になります。

このようにバランスを見直す方法として、厚生労働省と農林水産省が共同で開発した「食事バランスガイド」があります。（図2-6）これは「一日に何をどのくらい食べたらよいか」を図で表したものです。年代、性別に合わせて必要な量がわかるようになっています。農林水産省の

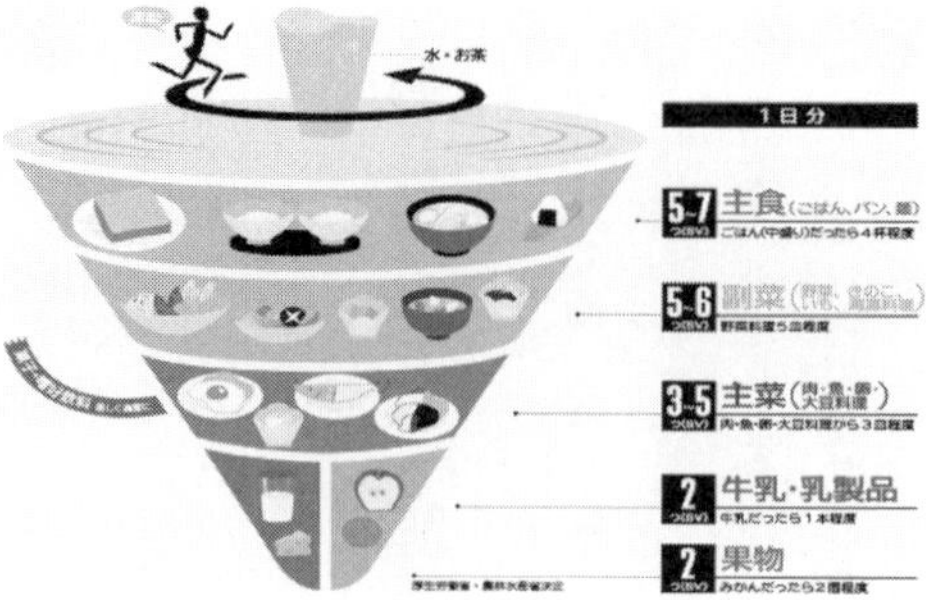

図 2-6　食事バランスガイド

http://www.maff.go.jp/j/balance_guide/b_koma/check/index.html

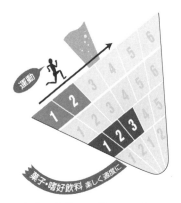

図 2-7　主食、主菜とお菓子しか食べない場合

http://www.maff.go.jp/j/balance_guide/b_koma/check/index.html
上記ページの「回れ！ バランスゴマ君！」に主食、主菜、お菓子しか食べない場合を入力した結果を転載

ホームページを検索すると、自分の食事診断ができるページがありますので、試してみてください（食事バランスガイドについては、章末に解説があります）。

さて、偏った食事の場合の例を図2-7に示しました。このようにコマが傾いた状態でいつまでも回り続けることはできないですね。この状態が体の中で続いていると、メタボリックシンドロームやロコモティブシンドロームの問題につながっていきます。

自分の食事は主食、主菜、副菜が揃っているか？　を確認してみましょう。外食などでどうしても副菜が取れない場合は、次の食事で必ず補うように工夫しましょう。

チェックをするときに主食は黄色、主菜は赤色、副菜は緑色など色をつけるとわかりやすくなります。

同じ調理法・食品に偏っていないか確認しましょう。

一日分の料理のチェックに慣れてきたら、今度は1週間単位で見ていきましょう。今度は図2-8を例にみていきましょう。

先ほどのチェック方法と同様に、揚げ物のように油を多く使う料理にはオレンジ色、砂糖などの菓子類はピンク色、アルコール類は青色など注意したい項目ごとに色分けするとわかりやすく

	月	火	水
7:00		缶コーヒー クリームパン	ジュース
8:00	缶コーヒー チョコレート		
9:00			蒸しパン 缶コーヒー
10:00	スポーツ飲料 ガム	缶コーヒー	
11:00			
12:00	カツカレー	エビ天丼	スパゲッティー
13:00			
14:00			
15:00	クッキー３枚 缶コーヒー	チョコレート 缶コーヒー	クッキー３枚 缶コーヒー
16:00			
17:00			
18:00			
19:00	ビール 豚生姜焼き		(飲み会) 生ビール　大
20:00	ポテトサラダ		サワー　２杯 サラダ
21:00			フライドポテト スペアリブ焼
22:00	ポテトチップス		鉄板餃子

	月	火	水
7:00		缶コーヒー クリームパン	ジュース
8:00	缶コーヒー チョコレート		
9:00			蒸しパン 缶コーヒー
10:00	スポーツ飲料 ガム	缶コーヒー	
11:00			
12:00	カツカレー	エビ天丼	スパゲッティー
13:00			
14:00			
15:00	クッキー３枚 缶コーヒー	チョコレート 缶コーヒー	クッキー３枚 缶コーヒー
16:00			
17:00			
18:00			
19:00	ビール 豚生姜焼き		(飲み会) 生ビール　大
20:00	ポテトサラダ		サワー　２杯 サラダ
21:00			フライドポテト スペアリブ焼
22:00	ポテトチップス		鉄板餃子

○油　△砂糖　×アルコール

図 2-8　チェック例

なります。色でチェックした後全体を眺めると自分が無意識のうちに食べている傾向がみえてきます（この本では○や△でチェックしています）。

図2-8の朝食では、月曜日は欠食です。他の日もパンと缶コーヒーの組み合わせになっていますが、パンもクリームパンや蒸しパンなど菓子パンを選んでいます。菓子パンは食品成分表の分類では、穀類ではなく菓子類に分類されます。また副菜を食べていないこともわかります。続けて昼食を見ると、単品料理が多く、副菜が摂れていません。さらにカツカレーや天丼など揚げ物が続いていますね。調理方法や食品が偏ると摂取できる栄養素も偏ってくるので、バランスが悪くなります。

このように全体を見ると、「朝食と昼食が簡単。副菜が不足している。油と菓子の摂取量が多い」という傾向がみえてきます。

> 色分けの結果から、自分の食事の問題点を見つけましょう。

5　問題点の改善方法は？

自分と相談し、できそうなことから始めましょう

食事記録を前に自分の食習慣の問題点がわかりました。ここからが大切な場面です。「好きな物を諦めるくらいなら、ガッツリ食べてポックリ行きたい」と思っていませんか？　メタボリックシンドロームもロコモティブシンドロームも気づかないうちに進行し、ある日突然倒れて、助かっても思うように身体が動かない、寝たきりになるなど残りの人生に不便なことが起こる場合が多いのです。家族や周囲の人に自分の介護で迷惑をかけたくないと思った今こそ、メタボとロコモを予防しましょう！

まずは**自分の食事記録を見直し、問題点をすべて書きだしてください**。食べ物だけでなく、欠食や夕食の時間が遅い、よく噛まないで食べている、早食いなどの**食べる時間や食べ方も気づいたことはすべて書きだしてください**。次に書き出した問題点の横に「これは絶対にやめられな

い」と思う順番に**番号をつけてください。**夜の晩酌でしょうか？ 夕食の時間が遅いことでしょうか？ それともおやつでしょうか？ 夕飯の時刻などは残業や食事を作ってくれる家族の都合もあるので、自分だけで解決できなければ上位の順位をつけてください。

番号をつけ終わったら、目標の完成です。順位の下から（自分が我慢できる順番から）挑戦していけばいいわけです。

表2-2に目標の例を挙げました。参考にしてください。

今週の目標が決まったら、体重と食事を記録しながら1週間おきに振り返ってください。

問題点に優先順位を付け、1週間の目標を決める。できそうなことから改善してみる。

目標達成の振り返り方法

一週間頑張ったのに思うように**目標が達成できなかった時は言い訳の欄をよく見てください。**仕事が忙しくて不規則な生活が続いた、友人に誘われて食べ放題に行ったなど、なにか「つい食べてしまった」という理由があるはずです。この理由を振り返り、次の週の目標を決めましょう。

表 2-2　目標の例 1

食品選択に関する目標

食材を買い過ぎてしまう。→ 買い物リストを作成してからお店に行く。
空腹時に食材売り場には行かない。

ついお菓子を買ってしまう。→ スーパーのお菓子売り場の前を通らない。

食べ方に関する目標

大皿盛りをしない。→ 1 人分ずつ盛り付けることで自分の食べる量を確認する。

噛んでいない。→ タイマーを置いて 1 回の食事は 15 分以上かける。
食材は大きめに：1 口大より細かくしない。
加熱はやや硬めに仕上げて噛まないと飲み込めないようにする。

早食い。→ 利き手と逆の手を使って食べる。タイマーで時間を測る。
茶碗は毎回食卓に置く（茶碗を手に持ち続けない）
1 人食べを避け、他人との会話を楽しみながら時間をかけて食べる。

表 2-2　目標の例 2

習慣に関する目標

揚げ物が多い。→ 揚げ物や油を多く使う料理を選ぶ頻度を減らす。
マヨネーズやバターの使用頻度にも注意。

口寂しくてつい食べてしまう。→ 最初に食べる物を並べて、追加で食べない。
食べたくなったら、なぜ食べたいのか？
本当に必要なのか？ を考えて記録する。

テレビを見ていると何か食べてしまう。→ コタツの上に食べ物を並べない。

食べ放題の大好きな友人がいる。→ 一緒に出掛ける回数を減らす。
または、体重を減らしていることを周囲に宣言して協力を得る。

夜食が多い。→ 就寝 3 時間前には食べない。
夕食が遅い場合は夕方におにぎりなど主食を摂り、帰宅後はエネルギーの低い料理を食べるようにする。

おやつがやめられない。→ 1 日の回数、何気なくつまんでいるお菓子を記録し、我慢できる順番から減らす（例：夕食後のおやつをやめる）。

また、「食事記録を記入できなかった」という時は**体重だけでも記録してください**。記録がおろそかになると食事への意識も下がるので、体重が増えやすく（減りやすく）なります。

書くことが生活習慣を意識させることにつながるので、手帳にメモを残して後で振り返りながら記録を書き写すという方法でもいいでしょう。

1週間の振り返りから、次の課題を設定しましょう。

食べたい気持ちを抑えたい

「食べたい」という欲求を15分我慢できれば、食欲は落ち着きます。この欲求を上手に回避させる方法があります。リラプス・プリベンションという方法です。

表2-3　気分転換方法の例

・歯を磨く → 単純な方法ですが、意外と効果があります。 ・趣味に没頭する。 （特に楽器の練習や語学の練習は手や口を使うので、食べることができません） ・歌を歌う。 ・家の近所を15分散歩する。 ・温かい日本茶を飲む。 ・子ども（孫）の写真を見て、いつまでも元気でいたいと思う。 ・太っていた頃の洋服を着る／やせたら着たい洋服を着てみる。 ・体重の記録を見て日頃の頑張っている自分を励ます。 ・ダイエット宣言の貼紙を書く。 ・家族からもらった応援メッセージを読む。

まず始めにあらかじめ「食べたいと思った時に行う気分転換の方法」を決めておきます。表2−3に気分転換の例を挙げておきました。

「食べたいな…」と思ったらすぐにあらかじめ決めておいた行動を起こすと、欲求を回避することができます。これを放置しておくと「食べたい」気持ちがどんどん膨らんで自分では抑えれなくなるので、気づいたらすぐに決めておいた気分転換方法を実行するというのがポイントです。

15分間気持ちを切り替えられれば、食べたい欲求は抑えられる。

6　モニタリングを続けるために

メタボとロコモの改善・予防のための食事について解説しました。どちらの改善も「消費量と摂取量のバランスを考えて食べること」「いろいろな食品をバランスよく食べること」です。少しずつ好きな食べ物に偏る、身体を動かすのが面倒になることは誰にでもあることです。身体は懸命に頑張っていますが、「そろそろ限界です」と訴えている状態です。今までの無理を見直して生活習慣を変えていくだけで予防ができます。

この本を読んで「今日から気をつけよう」と思っても、自分の食事を改善するのはなかなか容易なことではありません。「勉強になりました」で終わらせずに、**1つでも取り組むことが重要**です。

「この先ずっと…」と思うと気が重くなると思います。まずは「今日一日頑張ろう」「今日はおやつを我慢できたから、明日も頑張ろう」と毎日積み重ねてください。そして、失敗した時には「1週間はできたから、明日からまた頑張って次は1か月頑張ろう！」と**気長に続けて**ください。

第4章にケーススタディを載せました。「ここまでヒドイ食べ方はしていないけど、この部分は私のことじゃないかしら…」と少しでも心当たりのある方は、食事の確認項目、目標の選び方の参考にしていただければと思います。さらに、巻末に食事と運動の記録用紙を掲載しています。皆様の食事と運動を改善する一助になれば幸いです。

> 毎日の積み重ねが、改善につながります。継続できる方法を選びましょう。

7　食事バランスガイドについて

食事バランスガイドは厚生労働省と農林水産省が共同で作成した指針で「一日に何をどのくらい食べたらよいか」をわかりやすく図で示したものです。図2-6に示したように、一日の食事の中で半分は米飯やパンなどの穀類（菓子パンではありません）で摂るようにし、次に多いのは野菜、芋、きのこ、海藻、こんにゃくを使った副菜、主菜、乳製品、果物の順になるようにバランスよく食べてくださいと解説しています。

選択しやすいように、1食あたりに食べる量をサービングサイズ（SV）として示していきます。性別・年代ごとに決められたSVになるように料理を組み合わせることで、必要量が把握できるように作成されています。

8　最近の食に関する話題について

テレビ、インターネット、書籍など食に関する情報がものすごく多いですね。研究に基づいている情報もあれば、真偽の不明確な情報もあるので、判断が難しいです。

また、動物の研究で効果があっても、ヒトでは同じ結果にならないこともあるし、商品化の段階でいろいろな理由により、実用化まで至らない研究もあります。

研究で結果が出てから日常生活での利用までには時間がかかります。

ここでは、最近の食に関する話題について取り上げていますが、科学の進歩によって数年後に評価が変わる場合もあります。

●エネルギーとカロリー

食べたものは代謝を受けて「熱量（エネルギー）」に変化し、私達の体温の維持や身体を動かす燃料となっています。一方、「カロリー」はエネルギーの単位のことです。

「この食品はエネルギーの源になる栄養素が多いので、高カロリー食品である。」となります。

「このお菓子、高カロリーだね」と言う表現は一般的ですが、実は背の高い人を見て、「あの人、㎝が高いね」と言っているのと同じです。

この本では読みやすくするために、エネルギーとカロリーの言葉の使い分けを厳密にしていません。

糖質とたんぱく質は1gあたり4キロカロリーのエネルギーになります。脂肪は1gあたり9キロカロリーのエネルギーになります。余分に食べた糖質とたんぱく質は中性脂肪の状態で蓄えられています。限られた場所に、より多くのエネルギーを蓄えるためには脂肪で蓄える方が効率が良いからです。

●脂肪酸の種類と健康効果

私たちが食品で摂取している油や、脂肪細胞に蓄えられる油は中性脂肪（トリグリセリド）です。中性脂肪は3つの脂肪酸がグリセロールでつながっています。消化され、吸収される時に脂肪酸とグリセロールに分かれて体内に吸収された後、再び中性脂肪になります。

さて、健康に良い油と話題になっているのは中性脂肪を構成している脂肪酸の種類の話です。

よく耳にするＤＨＡやＥＰＡはｎ－3系不飽和脂肪酸（オメガ3脂肪酸ともいいます）です。魚油に多く含まれています。他にもオリーブ油などにも含まれています。これらの油には抗酸化作用や抗炎症作用があることが多くの研究で報告されています。ただし、不飽和脂肪酸は酸化されやすいので、賞味期限内に使い切るようにしましょう。また、抗酸化効果のあるビタミンEやポリフェノールと一緒に摂ると良いでしょう。

ココナッツオイルは、中鎖脂肪酸の一つであるラウリン酸を多く含んでいます。中鎖脂肪酸は脂肪酸を構成している炭素の数が8～10個で、先ほど挙げた不飽和脂肪酸と比べると炭素の数が約半分しかありません。炭素の数が少ないので、簡単に消化されやすいという特徴があります。

これらの油は食品としての機能は報告されていますが、油なので1gあたり9キロカロリーのエネルギーがあります。摂り過ぎればメタボの原因になります。「同じ油を選ぶなら体に良い油を…」という選択方法は良いのですが、「身体にいいと聞いたので、すべての料理にかけていえます」という食べ方は、摂り過ぎにつながります。何事もほどほどに…が大事ですね。

> 身体に効果はあるが、油であることに変わりなし。必要な量の中で油の種類を選びましょう。

●食事の時間と食べ方によって吸収は変わるのか?

朝食はしっかり食べて夕食は軽めに食べるとか、野菜料理→肉・魚料理→穀類の順に食べるなどいろいろな食べ方が提唱されています。いくつかの研究で効果が報告されていますが、すべての人に効果がある段階までは確認されていません。

これらの食べ方で共通しているのは、インスリンを膵臓から一度に大量に分泌させない食べ方になっているという点です。ジュースやお菓子のような砂糖を多く使う食品はインスリンを急激に大量に分泌させます。食物繊維を多く含む野菜料理をよく噛んで時間をかけて食べると、食べ終わる頃に血糖値がゆっくり上昇し、脳にある満腹中枢が刺激されて満腹を感じることができます。食べ始めてから15～20分くらいかかって満腹感を感じています。早食いの人は満腹中枢が働く前に食べ終わってしまうので、おかわりや、お菓子を食べてしまうことになります。

近い将来、食べ方による吸収の違いについても明らかになることでしょう。

血糖値を急に上昇させるような食べ方をしないこと。

●炭水化物ダイエットと糖質制限ダイエット

糖質と食物繊維を合わせたものが炭水化物です。糖質はエネルギーとして利用されます。急激に血液中の糖質量（血糖値）が増加すると、インスリン分泌や糖化に影響があります。糖尿病で血糖のコントロールがうまくいかない時に糖質を制限することがあります。

炭水化物は、主食に多く含まれていますので、一日に摂取する総エネルギー量の50～60％を占めます。

さて、炭水化物（糖質）制限ダイエットとは、糖質や炭水化物の摂取を制限して体重を減らす方法です。「炭水化物を食べなければ肉や野菜はいくらでも食べてよい」などと書かれていますが、総エネルギー量が多くなれば、体重は減りません。また、一定のエネルギー量を確保するためには、炭水化物を減らした分、たんぱく質や脂質の摂取量が多くなります。たんぱく質が多くなると、たんぱく質に含まれている窒素を処理する腎臓の負担が増えます。さらに脂質の過剰摂取は脂質異常症の問題につながります。

総エネルギー量は増やさずに炭水化物を制限した食事の研究によると、短期間では体重減少の効果があるが、1年以上では体重減少の効果はみられなかったと報告されています。

以上のことからも食物繊維を含んだ炭水化物も含めて、バランスよく食べることを心がけましょう。

●バランス良く食べますが、ロコモ予防の観点から積極的に摂った方が良い栄養素はありますか？

骨を形成するのに必要なのは、**カルシウム**、**マグネシウム**です。カルシウムの吸収を促進するのは**ビタミンD**です。さらに、骨基質の形成に必要なのは**ビタミンK**で、骨基質のコラーゲン形成に必要なのは**ビタミンC**です。なお、ビタミンDにはさまざまな作用があり、筋肉にも作用し

表 2-4　栄養素を多く含む食材

1回あたりに使用する量（常用量）に各栄養素を多く含む食品

カルシウム	普通牛乳 200mL【227mg】	こまつ菜（ゆで） 小皿1皿（40g）【60mg】	糸引き納豆 1パック（40g）【36mg】
マグネシウム	木綿豆腐 1/2丁（150g）【195mg】	アーモンド（いり、無塩） 1皿（30g）【93mg】	糸引き納豆 1パック（40g）【40mg】
ビタミンB1	豚もも（皮下脂肪無、焼き） 1枚（70g）【0.83mg】	しろさけ（焼き） 1切れ（80g）【0.12mg】	さつまいも（皮むき、焼き） 1本（200g）【0.24mg】
ビタミンC	キウイフルーツ（緑肉種） 1個（100g）【69mg】	みかん 1個（100g）【33mg】	さつまいも（皮むき、焼き） 1本（200g）【46mg】
ビタミンD	しろさけ（焼き） 1個（70g）【27.6 μg】	さんま（焼き） 1尾（100g）【13.0 μg】	エリンギ（焼き） 1/2パック（50g）【1.6 μg】
ビタミンK	糸引き納豆 1パック（40g）【240 μg】	ほうれんそう（ゆで） 小皿1皿（40g）【128 μg】	若鶏もも（皮つき、焼き） 1枚（70g）【24 μg】

【　】内の数字は1回の常用量で摂取できる各栄養素の量

て、転倒を予防する効果があるのではないかと言われています。

マグネシウム、カルシウム、ビタミンDは主菜に使われる肉類、魚介類に多く含まれています。ビタミンKは野菜類や納豆に、ビタミンCは果物に多く含まれています。

エネルギー代謝を助ける補酵素として、第1章で**ビタミンB群**が紹介されていました。ビタミンB1は豚肉に多く含まれています。また、栄養素ではありませんが、食物繊維には血糖値の上昇を緩やかに抑える、コレステロールの吸収を抑えるなどの効果があります。

どの栄養素も多く摂ろうとすると、エネルギー摂取量が増えてしまいますので、食品を選ぶ際になるべくこれらの栄養素を多く含む選択をされるとよいでしょう。

表2-4に多く含まれる食品を掲載しましたので、ご利用ください。

骨形成や動脈硬化予防に良い栄養素を多く含む食品を選びましょう。

【参考文献】

・厚生労働省　日本人の食事摂取基準2015年版
・浅原（佐藤）哲子　監修『国立病院機構肥満症ネットワーク施設共通　ダイエットノート』
・Carly R. Pacanowski「Frequent Self-Weighing and Visual Feedback for Weight Loss in Overweight Adults.」

『Journal of Obesity Volume』2015（2015）, Article ID 763680, 9 pages（http://dx.doi.org/10.1155/2015/763680）
・北川智子「肥満外来患者に対するセルフモニタリングを用いた外来栄養指導の効果：行動記録表の有用性」『糖尿病』48（８）：６３７-６４１、２００５年
・中川徹「メタボリックシンドロームへの減量アプローチ：職場での取り組み」『治療学』44（４）：４６８-４７１、２０１０年
・厚生労働省　e-ヘルスネット（https://www.e-healthnet.mhlw.go.jp/information/metabolic）
・樋口進『我が国における飲酒実態の把握およびアルコールに関連する生活習慣病とその対策に関する総合的研究』厚生科研（http://www.kurihama-med.jp/kaijo_tool/pdf/kaijo_3.pdf）平成22年度
・二宮るみ子『わかりやすい献立作成の基本』たる出版　２０１４年
・G. Alan Marlatt, Dennis M. Donovan. 訳　原田隆之「リラプス・プリベンション」日本評論社　２０１１年
・農林水産省ＨＰ　食事バランスガイド（http://www.maff.go.jp/j/balance_guide/）
・玉川和子『臨床調理　第６版』医歯薬出版　２０１５年
・文部科学省　日本食品標準成分表　２０１５年版（七訂）
・Gardner CD「Comparison of the Atkins, Zone, Ornish, and LEARN diets for change in weight and related risk factors among overweight premenopausal women: the A TO Z Weight Loss Study: a randomized trial.」『JAMA』2007, 298（2）: 178.
・小山裕子ほか『サービングサイズ栄養素量１００』第一出版　２０１１年

第3章　運　動　編

1　メタボ&ロコモ予防と解消のための運動について

第1章でも説明されていますように、メタボは不適切な食生活や身体活動・運動の不足、喫煙や過度の飲酒などが背景となって起こる肥満（内臓脂肪型肥満）が原因となる生活習慣病であると言えます。またロコモは、骨や筋肉、関節などの運動器のいずれか、または複数に障害が起こり、「立つ」「歩く」といった機能が低下している状態です。

第3章では、メタボとロコモ予防・解消のための運動の考え方から具体的な実施方法まで、お話したいと思います。

メタボ&ロコモ予防・解消のための運動とは?

　メタボに対しては、やはり肥満の解消を目指した、多くのエネルギーを消費できるような運動、例えば歩行や自転車、水泳などのような、いわゆる有酸素運動が有効であると考えられます。また、一定以上の持久力を有する人たちは、生活習慣病のリスクが低いと報告されていることからも、やはり有酸素運動は重要と言えます。一方、ロコモに対しては、一定の筋量や筋力の維持、あるいは転倒を防ぐことが重要であり、筋力トレーニング（以下、「筋トレ」と示します）を中心として、ストレッチやバランストレーニングも含めた運動が有効と言えます。それでは、「メタボには有酸素運動」「ロコモには筋トレ」でいいのでしょうか?

どのような運動が有効か?

●健康づくりのための身体活動基準2013から

　厚生労働省は、平成25年、健康づくりのための身体活動量の指標として「健康づくりのための身体活動基準2013」（以下では、「身体活動基準」と示します）を示しました。この中では、

「日常の身体活動量（テニスやジョギングといったスポーツ活動だけでなく、日常生活における労働や家事、通勤などの生活活動も含めたすべての活動の意味）を増やすことにより、メタボリックシンドロームを含めた循環器疾患、糖尿病、がんといった生活習慣病の発症、これらを原因として死亡に至るリスクや加齢に伴う生活機能の低下（ロコモティブシンドロームおよび認知症等）をきたすリスクを下げることができ、さらに、定期的な運動習慣を持つことで、これらの疾病などに対する予防効果をさらに高めることが期待できる」と示しています。また「特に高齢者では、積極的に体を動かすことで生活機能低下のリスクを低減させ、自立した生活をより長く送ることができる」と述べています。

メタボのような生活習慣病に対しては、身体活動量の増加や有酸素運動により腹囲や体重減少、血糖値を下げるなどの効果が期待できると示していますが、筋トレについても「肥満の有無を問わず、骨格筋量が減少することは、耐糖能異常や糖尿病に進展するリスクを高める。したがって、非肥満者についても、骨格筋を強化し筋量を増加させる筋力トレーニングによって、このリスクを低減できる可能性がある」と述べています。これらから考えますと有酸素運動だけでなく、筋トレもメタボ対策に有効な運動であると言えそうです。

●私たちの研究結果から

次に、私たちが、地域に住む方々を対象に実施した、歩行を中心とした4か月間のメタボ予防プログラムの結果について紹介したいと思います。プログラムの対象者は、健康診断で肥満、血清脂質（総コレステロールや中性脂肪など）、血糖のいずれかで要指導と判定された12名の女性でした。プログラムは、最初の1週間は準備期間として、毎日の歩数や活動量を計測しました。終了後、この結果をもとに、私達と相談して翌1か月間の歩行目標を設定しました。目標は、例えば「毎日8000歩以上歩く」や「週に3回、20分歩く」といった、少しがんばればできそうな内容としました。またこの1か月間は歩数に加えて、体重やその日の感想などを毎日記録することとしました。1か月後、この間の記録をもとに私達と相談し、翌月の歩行目標を再設定しました。これを4か月間繰り返しました。

この取組によって、プログラム前後で体重、ウエスト周囲径、BMI、HDLコレステロールの数値が有意に改善していました。また体力面でも、握力やバランス能力を示す重心動揺軌跡長、柔軟性を示す座位体前屈で有意な改善がみられました。歩数は、準備期間の平均8517歩から2か月目9941歩、3か月目10369歩、4か月目10245歩とおおよそ平均1万歩程度でした。この研究から、4か月間、1日1万歩程度の歩行の継続によって、メタボリックシンドロームの主たる要素である体重、あるいは内臓脂肪の減少が期待でき、また体力面では、ロコモと関連する、筋力や柔軟性、バランス能力の向上が期待できると考えています。

次はスキーで使用するようなストックを用いたストックウォーキング（図3-1）による研究結果を紹介したいと思います。このようなストックを使うことで、足腰への負担を軽減できるだけでなく、上半身も使う全身運動となります。そのため通常の歩行に比べて、同じ速度の場合、10～20％のエネルギー消費量の増加が期待できると言われています。また背筋が伸びた正しい姿勢のウォーキングとなるなどの効果も報告されており、体力に自信がないという方にとっても、おすすめの運動です。最近では、山歩きだけでなく、日常の散歩などでもよく見かけるようになってきました。こ

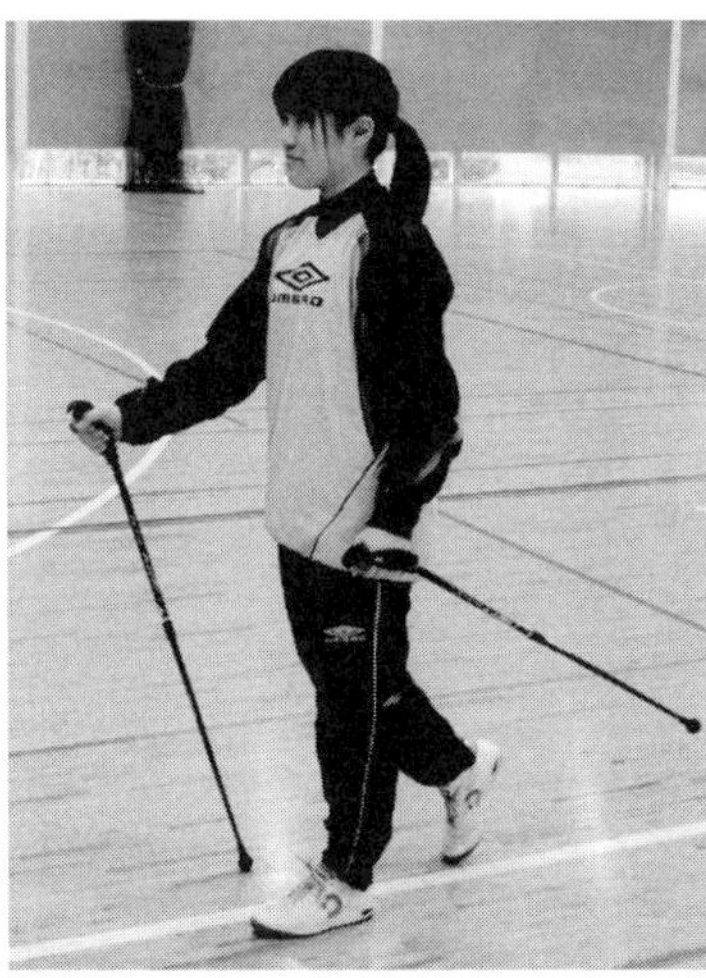

図3-1　ストックウォーキング
ノルディックウォーキングやポールウォーキングなどとも言われています。

のようなストックを使用した3か月間の歩行運動プログラムにおいても、先の研究結果と同様、体重や体脂肪などの値が減少し、さらに、通常の歩行の場合に比べて、その効果が大きいことが明らかとなりました。

●最近の話題から（座りすぎの弊害？）

最近、座りすぎによるリスクが報告されています。例えば、座っている時間が長くなるほど、メタボリックシンドローム、肥満、2型糖尿病などの健康リスクが高まると言われています。また65歳以上の要介護認定を受けていない日本人を対象とした研究では、座位時間が長い群では、肥満の発生率が高かったことが報告されています。オーストラリアの研究では、長時間のテレビ視聴は冠動脈疾患死亡などのリスクを増加させるという結果が報告されています。さらに米国の研究では、推奨される身体活動量が充足されていたとしても、テレビ視聴等に伴う座位時間が長ければ冠動脈疾患による死亡への影響を減らすことはできないと報告されています。つまり、「運動したから、後はゆっくりテレビでも…」はダメですよと言っている訳です。

一方、最近では、こうした座り過ぎを中断することによる効果も報告され始めています。中断とは立つことや歩くことによって座り続けている状態を中断することであり、興味深いのは、歩行のような運動による中断だけでなく、立ちあがることや立ち歩き程度でも、血圧や血糖値のコントロールに対して有効であると示されている点です。つまり、座り続けることを避けることも、メタボやロコモの予防に有効であると考えられます。

改めて、メタボ&ロコモ予防・解消のための運動とは?

これまでのお話し以外にも、有酸素運動である歩行やジョギングは、継続して実施することにより骨が強化されることが報告されています。アメリカスポーツ医学会によるガイドラインにも、筋トレは、日常生活がより楽になることや、慢性疾患（骨粗鬆症、2型糖尿病、肥満など）の予防となるため、年齢とともにその重要性は増加すると記されています。また、第1章で説明されていますように、メタボとロコモの関係を考えれば、有酸素運動による肥満の解消は、ロコモ対策でもあると言えそうです。これらのことから考えますと、どうやら、いずれの運動も、どちらかにだけ有効というよりも、それぞれの予防や改善に役立つと言えそうです。したがって、ロコモ対策とメタボ対策というように分けて考えるのではなく、まとめて考えていくことが大切だと思います。

これまでの内容を整理しますと、メタボ&ロコモの予防・解消のためには、**「日常生活においては、活動量をできる限り増やしていくことや座り続けている時間を減らす工夫を常に意識して**

おくことが大切であり、これらに加えて、定期的な運動習慣として、有酸素運動と筋トレをバランスよく取り入れていくことが重要である」と考えられます。

2　さあ、はじめましょう！（実践編）

どのような運動をすべきかが分かったところで、ここからは、具体的に何をどのように進めていけばよいのか、運動を行ううえでの注意点などについてお話ししていきたいと思いますが、ちょっとその前に…。

現在、何らかの治療を受けているような場合や気になる症状がある場合には、運動をはじめる前に、かかりつけの医師に相談することをおすすめします。運動実施による効果は、すでにお示しした通りですが、一方で、心臓疾患、脳卒中、腎臓の疾患、高血圧や糖尿病、また膝や腰など動かすと痛みがある等の場合には、運動を行うことが、かえってマイナスとなってしまうことがあります。また運動を行う日の体調にも注意し、いつもと比べ体調が悪いと思った日は、運動量を減らすか、または中止するようにしてください。表3-1に、運動開始前のセルフチェック表を示します。このセルフチェックリストは、「運動」と表記されていますが、強度が強い日常生活での活動を行う場合でも同様の注意が必要です。無理は絶対に禁物です。

それでは、改めて、運動の進め方についてお話ししたいと思います。基本的には、次の①~④のステップに沿って進めていただければと思います。

ステップ①

現在、何らかの治療を受けている場合や、気になる症状がある場合には、運動をはじめる前に、必ず、かかりつけの医師に相談する。

ステップ②

次ページのセルフチェックを行い、運

表3-1 運動開始前のセルフチェック表

チェック項目	回 答
1 足腰の痛みが強い	はい・いいえ
2 熱がある	はい・いいえ
3 体がだるい	はい・いいえ
4 吐き気がある、気分が悪い	はい・いいえ
5 頭痛やめまいがする	はい・いいえ
6 耳鳴りがする	はい・いいえ
7 過労気味で体調が悪い	はい・いいえ
8 睡眠不足で体調が悪い	はい・いいえ
9 食欲がない	はい・いいえ
10 二日酔いで体調が悪い	はい・いいえ
11 下痢や便秘をして腹痛がある	はい・いいえ
12 少し動いただけで息切れや動悸がする	はい・いいえ
13 咳やたんが出て、風邪気味である	はい・いいえ
14 胸が痛い	はい・いいえ
15（夏季）熱中症警報が出ている	はい・いいえ

「健康づくりのための身体活動基準2013」より引用

＊運動を始める前に1つでも「はい」があったら、その日の運動は中止して下さい。

動習慣と体力水準からみた、おすすめ運動をチェックする。

ステップ③

運動の実施方法や注意点を説明したページをじっくりとお読みになり、ステップ②でのおすすめ運動を参考に、できそうな運動内容を決定する。

ステップ④

さあ実施!
運動に慣れてきたら、運動内容を見直し、継続する。

セルフチェック

それぞれの解説文をお読みになり、次の2つの質問について、お答えください。

質問①「普段からよく歩いている(自転車での移動も含む)」…　(はい・いいえ)
質問②「40㎝の台から片足で立ちあがることができる」…　(はい・いいえ)

質問①の解説

歩数計をお持ちの方で、１日に８０００歩以上歩いている場合は「はい」をお選びください。また歩数計をお持ちでない方で、通勤や買い物などで1日20分程度以上、歩きや自転車を利用するという方も「はい」をお選びください。また定期的にウォーキングやテニス、水中運動など、何らかのスポーツや運動を週2回以上実施されている場合も「はい」をお選びください。それ以外の場合は「いいえ」をお選びください。

質問②の解説

図3-2の方法にしたがい、「立ち上がりテスト」を左右行ってください。高さ40㎝の台がなければ、ご家庭の椅子で構いません。左右できた場合は「はい」、できなかった場合は「いいえ」をお選びください。

次に、セルフチェックの結果別に、おすすめの運動を紹介していきたいと思います。

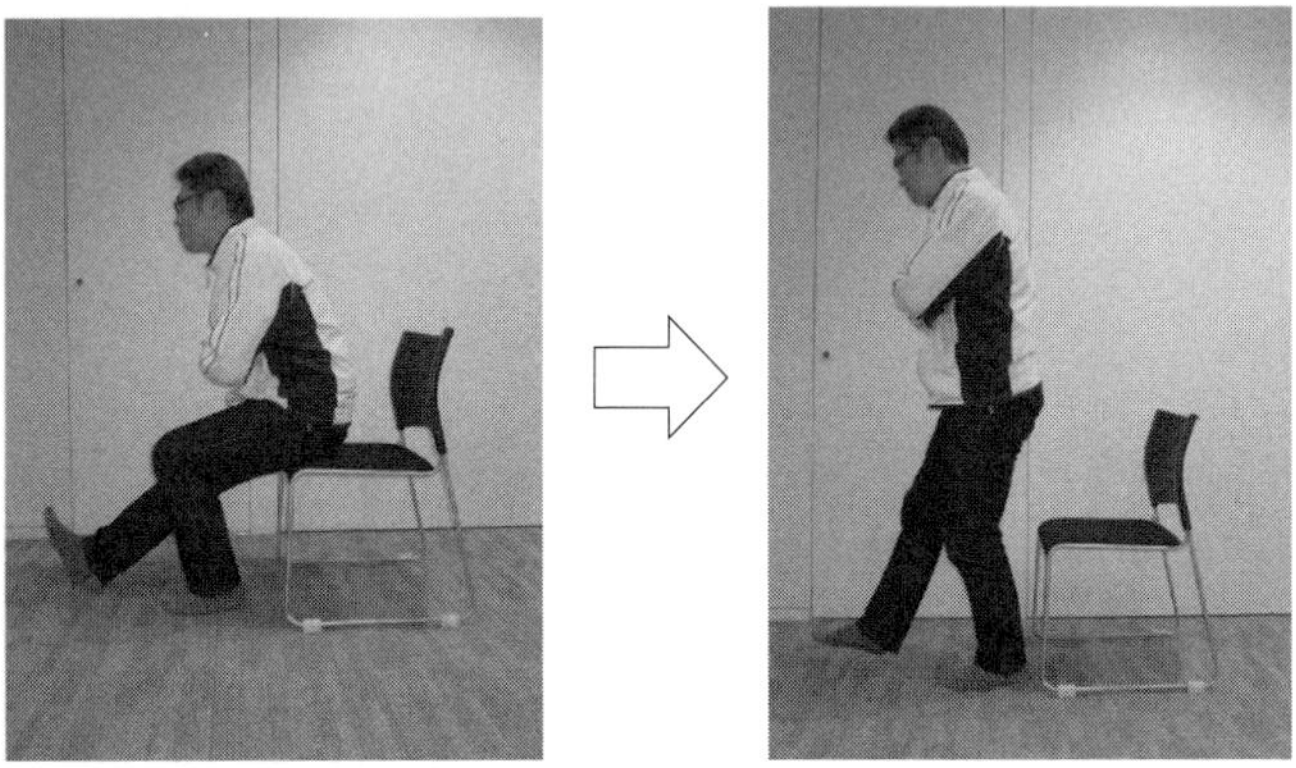

開始姿勢　　　　　　　　　　終了姿勢

図 3-2　立ち上がりテスト

左図の開始姿勢のように腰をかけ、曲げている膝は 70 度程度にします。両手を前方で組み、身体は少し前傾させた状態から反動を使わずに立ち上がります。右図のように立ち上がった際に、3 秒間バランスを崩さず姿勢を保持できた場合「できた」とします。左右行ってください。注意して実施してください。（村永、2001）

［質問①、②ともに「はい」の方］

定期的な運動習慣をお持ちの方は、このまま続けてください。その場合、後ほどお示しします運動内容や強度、時間、実施頻度を参考に、現在の運動内容を調整してください。また定期的な運動を行っている日以外で活動量が少ないと思われる日は、日常生活の活動量の増加と座り過ぎを防ぐための工夫（112ページ）を参考にしてください。また余裕があれば、筋トレ、ストレッチ（132ページ〜）も実施してください。特に、ストレッチは、疲労回復のためにも、ぜひ実施されることをおすすめします。

定期的な運動習慣はないが、よく動いているという方は、現在の活動内容に加えて、週1回、有酸素運動を行われると、さらによいと思います（有酸素運動の実施方法のページを参照）。また余裕があれば、定期的に筋トレやストレッチも行ってみてください。134ページのストレッチは疲労回復のためにも、ぜひ実施されることをおすすめします。

［質問①が「はい」、質問②が「いいえ」の方］

日頃からよく動かれているようですが、怪我なく今後も続けていくためには、筋力アップをはかる必要がありそうです。現在の運動習慣、または活動内容はそのままとし、「1日10分エクササイズ」（132ページ〜）、または「10個の体操」（136ページ〜）を加えてみてください。また、よく動かれた日は、必ず、クーリングダウンのストレッチ（134ページ）を実施するようにしてください。

［質問①が「いいえ」、質問②が「はい」の方］

運動を行っていくうえで、身体の準備はできていると言えます。ここに該当した方は、日常生活の活動量の増加と座り過ぎを防ぐことをしっかり意識していただき（112ページ参照）、そのうえで週1回、軽い有酸素運動を実施されることをおすすめします。長い時間でなく、10〜20分程度で構いません。慣れてくれば時間を少し伸ばしていき、さらに身体が慣れてくれば、回数をもう1回増やしてください。余裕があれば「1日10分エクササイズ」（132ページ〜）もあわせて実施されるとさらによいと思います。

［質問①、②ともに「いいえ」の方］

「ダイエットのために歩こう！」と一念発起しウォーキングを始めてみたが、膝が痛くなった。これは時々耳にする話です。ウォーキングといえども、運動を実施していくために必要な筋力が備わっていなければ、膝や腰、足首などを痛めてしまうことがあります。ここに該当した方は、運動を行うための身体の準備が必要な方と言えると思います。その意味で、「1日10分エクサイズ」（132ページ〜）、または「10個の体操」（136ページ〜）をおすすめします。これらの運動でまずは、身体を慣らし、徐々に10分程度の軽い散歩などを行ってください。慣れてくれば、時間を延ばすようにしてください。また体力に自信がないという方は、自転車や先に紹介しました、ストックを用いたウォーキングがおすすめです。近くにプールがあるという方は、水中歩行は膝や腰の負担も少なく、さらに、おすすめです。日常生活の活動量の増加と座り過ぎを防ぐことへの意識（112ページ参照）もお忘れなく。

メタボ&ロコモ予防のための運動の方法と実施上の注意点について

メタボとロコモ対策には、日常生活においては、活動量を増やすことと、座り続けている時間を減らす工夫、さらに有酸素運動、筋トレを中心とした定期的な運動習慣を持つことが重要であるとお話ししました。ここでは、まず日常生活の活動量を増やす（座り続ける時間を減らす）ための工夫と運動習慣としての**「有酸素運動」「筋トレ」**に加えて、身体の柔軟性の維持・向上と準備運動・整理運動としての**「ストレッチ体操」**について、それぞれの特徴や実施方法、実施上の注意点について、お話ししたいと思います。

日常生活の活動量の増加と座り過ぎを防ぐための工夫

日常生活での活動量を増やすことや座り続ける時間を減らすための工夫は、メタボ&ロコモ予防・解消における基盤であると言えます。例えば、リモコンを使わずチャンネルを変える、立った姿勢でテレビやスマホを見るなどにより、少なくとも30分に1度は立ち上がる機会を作ることで、座り過ぎを防ぐことにつながります。また食事の支度やお皿を洗うこと、洗濯、掃除、ペットの世話や散歩の他に、日頃からできるだけ階段を利用すること、近くなら自転車や歩いて行くようにすること、歩く時にスピードを速くしたり、歩幅を広げることなどは、活動量増加のための工夫と言えます。そして活動量の増加に対する意識を高めるためには、歩数計を利用することもおすすめです。ちなみに歩数であれば1日8000~10000歩が目標とされています。このような日常生活のほんの少しの工夫が、活動量の増加や座り過ぎを防ぎ、メタボ&ロコモ予防・解消につながると言えます。「定期的な運動はちょっと…」という方は、これだけでも意識されるとよいと思います。

有酸素運動について

●有酸素運動とは？

運動負荷の比較的軽い運動は、筋肉を動かすエネルギーとして糖や脂肪が酸素と一緒に使われることからエアロビクス（有酸素運動）と呼ばれます。多くのエネルギーを消費することができ、体脂肪や内臓脂肪を減らすとともに、持久的な能力を向上させる点が有酸素運動の特徴と言えます。ウォーキング、サイクリング、水泳、クロスカントリースキーなどがこの運動に含まれます。これまでの研究によって、有酸素運動の効果としては、①心臓・血管系に無理のない刺激を与える。②持久力が増す。③長時間続けられる。④エネルギー消費量を多くすることができる。⑤安全性が高い。⑥脂肪の消費が多いことなどが挙げられています。

●どれくらいの強さで運動すればよいのか？

運動の強度が弱すぎると思うような効果が得られないかもしれません。一方で、強すぎると続けることができないばかりか、思わぬ怪我や事故が起こってしまうかもしれません。ここでは有酸素運動を行うに当たっての強度の決定方法についてお話ししたいと思います。

運動の強さは運動中の心拍数を計ることによって知ることができます。これまでの多くの研究で、生活習慣病の予防には40～60％強度の強さでの運動が推奨されています。最近では、腕時計と心拍数計が一体となった機器も販売されていますので、こうした機器を利用するのもよいと思います。図3-3に示しました式であなたの目標とする運動強度を求めてみましょう。ただし、心拍数は、薬剤によって影響を受けることがあるので注意が必要です。

心拍数を用いた運動強度の決定方法の他に、本人にとっての「きつさ」の感覚を用いる方法があります。自覚的運動強度（ボルグの運動強度：RPE）がその代表的な方法として知られています。（表3-2）例えば、ウォーキングをしている時の本人の自覚として「ややきつい」

①最高心拍数を求める。
(220－年齢)＝最高心拍数
②目標心拍数（40～60%）を求める。
(最高心拍数－安静時心拍数＊)×0.4～0.6＋安静時心拍数＊

＊安静時心拍数は手首で10秒間（15秒間）計測し6倍（4倍）して下さい。

（例）30歳、安静時心拍数60拍で50%強度を求める場合
(220−30歳)＝190拍
(190−60拍)×0.5＋60拍＝125拍
125拍が目標とする運動中の心拍数となります。

図3-3　運動中の目標心拍数の求め方
体力に少し自信がない方は、40%（0.4）から始めましょう。
それ以外の方は、50%（0.5）がおすすめです。

と感じれば、RPEは13となります。また「ややきつい」と「きつい」の中間であれば14となります。この方法は、RPEの値を10倍すれば、おおよその時の心拍数となるように設定されています。

運動強度の決定には、できればこれら2つの方法を併用していただきたいと思います。例えば、運動に慣れていない時によく見受けられますが、目標心拍数に達していないが、自覚的に非常にきつく感じるような場合があります。このような場合には、無理をせず、**自覚的な強度を優先し、少しペースを落として運動を実施する**ようにしてください。運動に慣れてくれば、自覚的な強度と心拍数はほぼ一致するようになってきます。

表3-2　自覚的運動強度（RPE）

RPE	自覚的な感じ
6	
7	非常に楽である
8	
9	かなり楽である
10	
11	楽である
12	
13	ややきつい
14	
15	きつい
16	
17	かなりきつい
18	
19	非常にきつい
20	

●どれくらいの時間実施すればよいのか？

運動時間について、例えば、日本動脈硬化学会では、動脈硬化性疾患の予防のためには1日30分以上実施するようすすめています。日本高血圧学会でも高血圧予防には同じく30分以上をすすめています。また身体活動基準では、18~64歳の方の基準として「強度が3メッツ以上の運動を週4メッツ・時行う。具体的には、息がはずみ汗をかく程度の運動を毎週60分行う」と記されています。ここにあげられていますメッツとは、運動の強度を示す指数のことであり、例えば3メッツとは、安静時の3倍のエネルギーを消費する運動強度と言えます。4メッツ・時とは、4メッツ強度の運動を1時間実施する（メッツ値×時間）ことを意味します。つまり運動量を示しています。身体活動基準では、これ以上であれば、生活習慣病や生活機能低下のリスクを低減できるとしています。この説明だけでは、少々、分かりにくいので、表3-3に様々な運動のメッツ値と週4メッツ・時に該当する運動時間（週当たりの運動時間）をまとめました。この表によれば、例えば普通歩行（3メッツ）であれば、週に80分実施すればよく、分速188mのランニング（11メッツ）なら週に22分実施すればよいことになります。一度に実施しても、週に数回に分けて実施してもよいのですが、1回の運動時間が長すぎたり、強度が高すぎたりする運動は、疲労の蓄積や怪我、事故の原因ともなります。

以上の点を整理しますと、**1回あたりの運動時間は20~30分程度、最大でも1時間までが理想と考えられます。**逆に言えば、この程度の時間、続けることができる強度が、無理のない強度と言えるでしょう。また1回あたり10分の運動を1日に2回、3回と実施しても、一度に30分連続して実施しても効果に違いはみられないとの報告もあり、生活スタイルに合わせて実施してください。

表3-3　様々な運動のメッツ値と4メッツ・時に該当する運動時間（分）

メッツ	運動の例	週当たりの運動時間（分）
3.0	普通歩行（平地、67m／分）、社交ダンス（ワルツ、サンバ、タンゴ）	80
3.5	歩行（平地、75～85m／分、ほどほどの速さ、散歩など）、自転車エルゴメーター（30～50ワット）、体操（家で、軽・中等度）、ゴルフ（手引きカートを使って）、カヌー	69
4.0	自転車に乗る（ほぼ16km／時未満、通勤）、階段を上る（ゆっくり）、卓球、ラジオ体操第1	60
4.3	やや速歩（平地、やや速めに＝93m／分）、ゴルフ（クラブを担いで運ぶ）	56
4.5	テニス（ダブルス試合）、水中歩行（中等度）、ラジオ体操第2	53
4.8	水泳（ゆっくりとした背泳）	50
5.0	かなり速歩（平地、速く＝107m／分）、バレエ（モダン、ジャズ）	48
5.3	水泳（ゆっくりとした平泳ぎ）、スキー、アクアビクス	45
6.0	ゆっくりとしたジョギング、水泳（のんびり泳ぐ）	40
6.5	山を登る（0～4.1kgの荷物を持って）	37
6.8	自転車エルゴメーター（90～100ワット）	35
7.0	ジョギング、スキー、スケート	34
7.3	エアロビクス、テニス（シングルス試合）、山を登る（約4.5～9.0kgの荷物を持って）	33
8.0	サイクリング（約20km／時）	30
8.3	ランニング（134m／分）、水泳（クロール、ふつうの速さ、46m／分未満）	29
9.0	ランニング（139m／分）	27
9.8	ランニング（161m／分）	24
10.0	水泳（クロール、速い、69m／分）	24
11.0	ランニング（188m／分）、自転車エルゴメーター（161～200ワット）	22

「健康づくりのための身体活動基準2013」より作成

図3-4をご覧ください。先ほど、1回の運動時間は20分~30分が理想であるとお話ししましたが、これは、目標とする強度での継続時間を指します。図のように、準備体操後、5分ほどはウォーミングアップとして、例えば、ゆっくり歩くことなどからはじめ、目標とする強度に到達するよう、徐々にペースを上げていきます。その後、目標とする強度（心拍数であればプラスマイナス5拍程度の範囲）付近で運動を続けます。

そして、ここが最も重要なのですが、**運動は急にやめないようにしてください。**特に、激しい運動直後に急にやめてしまうと、吐き気、めまい、立ちくらみと言った症状を引き起こす可能性があります。クーリングダウンとして、少しペースを落とし、呼吸を安定させながら、おおよそ、スタート時の心拍数に近くなるまで続けてください。運

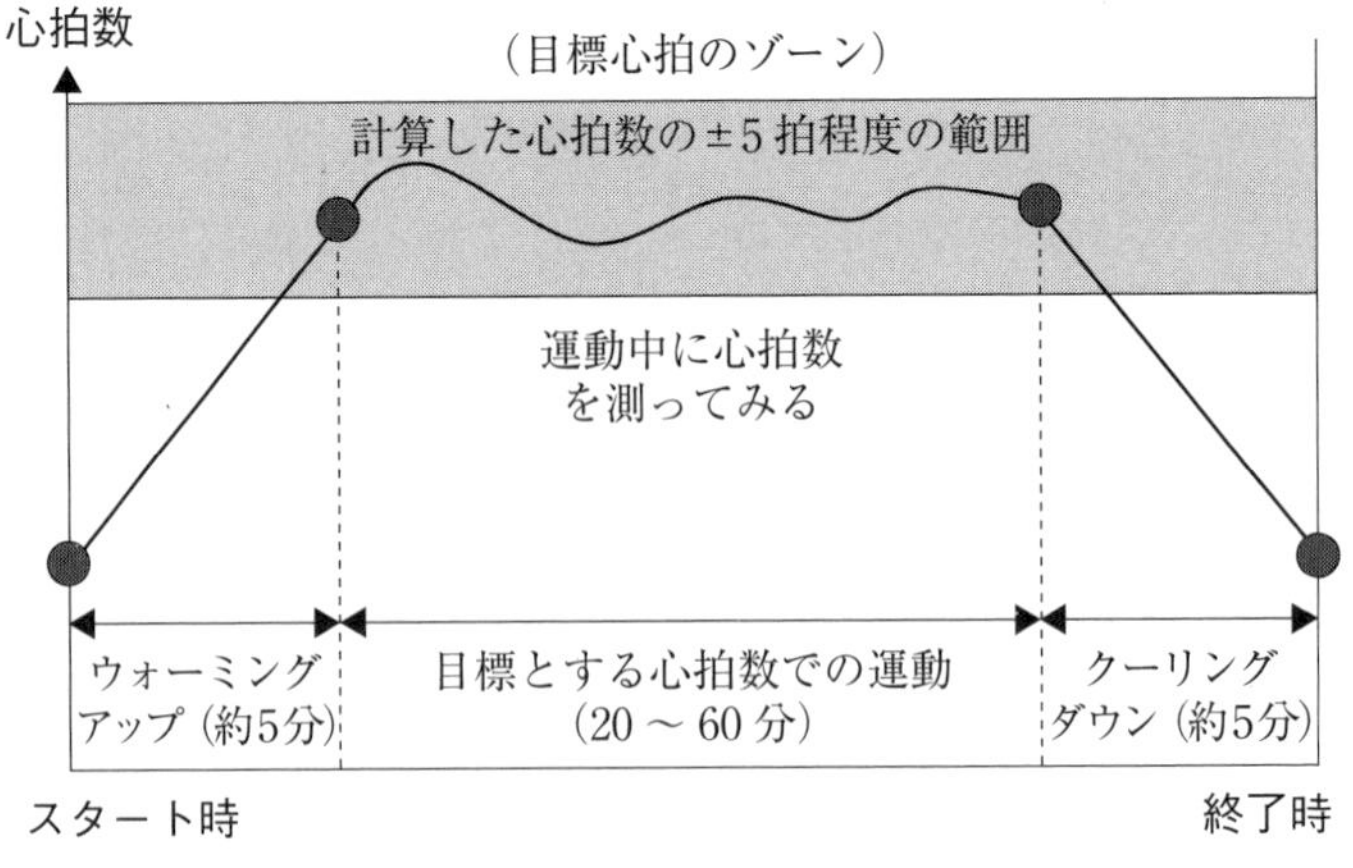

図3-4　有酸素運動の実施方法

動を行う時は、常にこの図のような「台形」を心掛けて実施するようにしてください。

●週に何回実施すればよいのか？

週あたりの実施頻度に関しては、身体活動基準では、「週に30分以上の運動を週2回以上実施する」と示されています。これは、年齢階層にかかわらず、すべての世代における運動に関する考え方として示されています。一方、動脈硬化予防に対して、日本動脈硬化学会では、毎日実施としており、日本糖尿病学会は、糖尿病治療としての運動は、できれば毎日であるが、少なくとも週に3日以上の頻度で実施することをすすめています。しかし、ここで、注意していただきたいのは、運動の実施頻度は、運動強度と合わせて考える必要があるということです。つまり、散歩のような軽度の運動であれば毎日実施することは可能ですが、少し強い運動となれば、適度に休養日をいれながら実施することが疲労や怪我の問題から考えると理想と言えます。さらには、体力や年齢も考慮する必要があると言えます。以上の点を整理しますと、週に2～3回程度の実施が理想と言えるでしょう。

有酸素運動に関して理想とする運動強度、運動時間、実施頻度について、表3‐4にまとめました。ご自身の現在の運動内容と見比べていただき、表の内容に近づくよう、できるところから少しずつ、工夫していってください。

表 3-4　有酸素運動に関する運動強度、運動時間、実施頻度のまとめ

●運動強度
40 ～ 60%強度で実施
自覚的運動強度では「楽である～ややきつい」。
●運動時間
1 回あたり 20 ～ 30 分、最大 1 時間まで。
1 回 10 分を 2 回などの細切れ運動でもよい。
ウォーミングアップとクーリングダウンを忘れずに！
●実施頻度
週に 2 ～ 3 日実施することを目標とする。

運動に慣れてくれば、強度ではなく、まずは運動時間を延ばしていくようにしてください。その後に、強度や頻度を増加してください。

●種目別の特徴について

有酸素運動の種目別にその特徴をお話ししたいと思います。どの運動がベストであるということではなく、好みや実施できる環境があるかなども関係しますので、継続しやすい種目を選んで実施されるのがよいと思います。

[ウォーキング]

有酸素運動の中でも、特別な道具や準備の必要がなく、最も手軽にできる運動と言えるかもしれません。通常は歩くスピードが速くなれば、単位時間当たりの消費エネルギーは増加します。歩行速度別のエネルギー消費量は表3-5に示す通りです。

歩く場所についてですが、最初は自宅周辺での実施となると思いますが、慣れてくれば、電車やバスに乗って、少し遠くまで足を延ばしてみるのもよい

表3-5　歩行スピード別にみた、30分間ウォーキングを実施した場合のエネルギー消費量（kcal）

歩く速さ			30分実施時の消費エネルギー		
			50kg	60kg	70kg
普通歩行	4.0km／時	67m／分	75	90	105
ほどほどの速さ	4.5-5.1km／時	75～85m／分	88	105	123
やや速歩	5.6km／時	93m／分	108	129	151
かなり速歩	6.4km／時	107m／分	125	150	175

かもしれません。これはまさに「道具を必要としない」というウォーキングの特徴を最大限に生かした方法と言えます。最近では、山歩きなども盛んで、自然の中を気の合う仲間と歩くことで日頃のストレス解消に役立てている人たちも多くみられます。また名所・旧跡を巡るウォーキング大会なども多く行われています。このような大会に積極的に参加されることで、よりウォーキングの楽しさを体験できるのではないでしょうか。

歩き方については、①普段よりやや歩幅を広く。②背筋を伸ばす。③目線はまっすぐ、やや遠くを見る。④肩の力を抜いてリラックス。⑤ひじを曲げて腕を軽く振る。以上の点を意識して歩かれるとよいと思います。

ウォーキングを行ううえで最も気をつけていただきたいのが靴です。現在、ウォーキング用のシューズが、様々なメーカーから発売されています。ウォーキングシューズとは、衝撃吸収や軽量性、そして蒸れを防ぐことなどを追及し、足や膝、腰への負担を軽くし、長時間履いていても疲れにくい靴といえます。

足長だけでなく甲の高さや幅も考慮しフィットする靴を選ぶようにしてください。フィットしていない靴では、一歩一歩、靴の中で足が前後左右に動いてしまい、下肢の痛みなど思わぬ怪我につながります。自分の足にフィットした靴を選ぶことが、ウォーキングを長く続けていくための重要なポイントと言えます。正しい靴のフィッティング時のチェック項目を表3-6にまとめましたので、参考にしてください。

休日にひとりで、または集団で行うウォーキング以外にも、毎日の通勤での歩行も重要な運動の機会です。約6000人の座位作業中心の健康な男性を10年間にわたり追跡した調査結果では、「片道21分以上歩行」群では、「片道10分以下」群に比べて、追跡期間中に高血圧と診断された方が、約20%も少なかったことが報告されています。また、日々の活動量の増加は、メタボ&ロコモ予防・改善の基盤であるとお話ししましたが、この点で言えば、強度や時間を気にすることなく買い物などで街をぶらぶら歩くこと等も大切であるといえます。

表3-6　正しいフィッティングのための7つのチェック項目

①かかとを靴に目一杯つける。
②座ったままでなく必ず立って。
③足の指の先と靴の間に1～1.5センチは余裕が欲しい。
④座ったままの時の余裕と3～4ミリ異なるから注意。
⑤紐靴の場合は、痛い一歩手前までしっかりと結ぶ。
⑥10歩、20歩と歩き回る。
⑦つま先が靴に当たらないか、足の周りに圧迫感、痛みはないか。

（「歩くこと・足そして靴（清水昌一著）」より）

［サイクリング］

最近では、クロスバイクやロードバイクなど様々なタイプの自転車が発売されています。また健康志向や環境の面からも、自転車が見直され、車通勤を自転車通勤に変更する人もいるようです。日頃から自転車通勤を行っている人の健康・体力面の特徴として、全身持久力は、平均的な日本人の平均の1.5倍高い。通勤時の運動強度が比較的高い（50％強度以上となっている時間が、1回の通勤の中に7割以上含まれていた）にもかかわらず、会社到着後には疲労感より爽快感を感じていることが報告されています。またマイカー通勤から自転車通勤に変更した人に関する調査では、4か月間の自転車通勤によって、中性脂肪や善玉コレステロールといった血液中の脂質の値が改善し、脚筋力が向上したことが報告されています。

このような自転車運動の特徴としては、ジョギングなどの運動に比較して膝などへの負担が少なく、怪我をしにくいこと、そして何より長時間の運動を行いやすいことがあげられます。例えば、比較的ゆっくりとしたペースでのジョギングであっても、1時間走り続けることはなかなか大変ですが、自転車なら可能だという人は多いのではないでしょうか。最近では、様々な地域で自転車専用道路の整備も進んでおり、このようなコースを利用すれば、より快適に自転車運動を楽しめると言えるでしょう。

次に、いわゆる「ママチャリ」とよばれる自転車についてですが、残念ながらスピードが出しにくく、長時間のサイクリングにはやや不向きであると言えます。またフィットネスクラブなどにある、自転車エルゴメーターは、心拍数の管理を行いながら運動を実施できる点では、有効な運動と言えますが、外を走るような爽快感を得られないことや景色が変わらないという点では、長時間続けることは難しいかもしれません。

[水中運動(水泳・水中歩行)]

水中での有酸素運動としてはアクアビクス、水泳、水中歩行が挙げられます。水中運動は、「浮力」「水圧」「抵抗力」といった水の特性により、陸上での運動とは異なる効果を得ることができると言えます。まず浮力によって、水中では体重が減少し、陸上では困難な運動も可能な場合があります。また関節の可動域やバランス能力の向上が期待できることも報告されています。

水圧については、プールの水深によっても異なりますが、水圧によって心臓に返る血液量が増加し、心臓から一度に送り出せる血液量が増加するため、心拍数は陸上に比べて10％程度低くなることが知られています。血圧については、若年者では、陸上運動に比べて収縮期血圧が低くなると言われていますが、高齢者や血圧が高めの人では、必ずしもこのような変化とは一致しないことが報告されていますので、注意が必要です。抵抗力については、水中の抵抗は陸上に比べてはるかに大きく、このような水の抵抗を利用し、手足を動かすような水中運動は筋力アップの効果も期待できると言えます。その他の水中運動の特徴としては、全身をまんべんなく使う運動であることや、転倒や怪我が少ないことが挙げられます。

水泳に関しては、技術の高い人にとっては、30分以上でも、楽に泳ぎ続けることができますが、初心者や技術的に高くない人にとっては、少しの時間でも苦しいと感じる場合があります。同じスピードなら技術が高い人ほど、消費するエネルギー量が少ないことが報告されています。そのため、水泳の場合、慣れないうちは無理をせず、短い時間（5～10分程度）から始め、少しずつ時間を伸ばしていくようすすめられています。また泳法についても、バタフライや平泳ぎは膝や腰にかかる負担が大きいため、クロール、背泳ぎから始めるとよいと言われています。

水中歩行については、特に膝や腰に痛みがある方や体力レベルの低い方にとって有効な運動と言えます。水中歩行に関する消費エネルギーは歩き方によって異なり、前向きでのジョギングが最も高く、横向きでの歩行が最も低いことが報告されています。水中歩行を行う場合には、歩き方やスピードを工夫し、各自の体力水準に合わせて調整するようにしてください。

筋力トレーニングについて

●筋トレとは?

筋トレは、レジスタンストレーニングともよばれ、フィットネスクラブにあるようなマシーンを使ってのトレーニングやバーベル、鉄アレイ、ゴムチューブなどの器具を用いた方法、一方で、特に機器などを用いず、腕立て伏せのような自分の体重を利用した方法などがあります。

筋トレには、このように様々な方法があるため、どの方法で実施すればよいのかを考えるうえでは、各方法の特徴を知っておくとよいと思います。まず、筋力アップのためには、一定以上の負荷を筋に加えることが必要です。日常生活と同等の負荷では、筋力増強の効果は得られません。これを「過負荷の原則」と言い、トレーニングを行っていくうえでの重要な原則のひとつです。この点では、いずれの方法でもよいと言えます。しかし、トレーニングは筋力の向上に伴って、負荷を少しずつ増やしていく必要があります。これを「漸増性の原則」と言います。この点では、マシーンやバーベル(これをフリーウェイトトレーニングとも言う)を使ったトレーニングは、負荷の調整が可能ですが、自分の体重を利用したトレーニングでは、やや難しい面があります。

またマシーンとフリーウェイトでのトレーニングについても、フリーウェイトは、同時に多くの筋肉を鍛えられるため、筋力アップの効果が大きいと言われていますが、フォームの習得がやや難しく、落下の危険性が考えられます。一方、マシーンは、トレーニング動作が規定されているため技術の習得が容易であることに加え、落下の危険性もなく比較的安全なトレーニングであると言われています。自分の体重を利用した方法は、安全であることは言うまでもなく、手軽であり、いつでもトレーニングできる点は何より大きな特徴と言えます。以上より、ある程度、筋トレの経験がある方には、フリーウェイトでのトレーニングをおすすめしますが、筋トレ経験があまりない方や中高年の方、また、運動習慣がない方やあまり体力に自信がない方には、マシーンでのトレーニング、あるいは自分の体重を利用した方法をおすすめします。

●筋トレの実施上のポイントと注意点

筋トレを実施するにあたって、何より重要なのは正しいフォームの習得であると考えます。いずれのトレーニングであれ、正しいフォームで行っていなければ、効果を得られにくいだけでなく、怪我もしやすくなります。負荷が重くなればなるほど、その重要性はさらに増します。よって、特にマシーンやフリーウェイトでのトレーニングを実施される場合は、はじめに、専門のトレーナーなどによる指導を受けることをおすすめします。

次に、どの筋肉を鍛えるのかについてですが、できれば特定の筋だけではなく、胸、肩、背部、腹部、上肢、下肢をバランスよく鍛えることが大切と言えます。

反復回数やセット数、週当たりの実施頻度については、アメリカスポーツ医学会では「成人が筋フィットネスを向上させるには、一つの筋群について、1セットあたりの反復回数が8～12回の運動を2～4セット、セット間のインターバルは2～3分あける。高齢者やデコンディショニングの状態（注釈：体力の低下、運動能力の低下した状態）にある者では、1セットあたりの反復回数が、10～15回の運動を1セット以上行うことが推奨される」と示しています。また「高齢者もトレーニングに慣れてくれば若年成人と同様の内容を行ってもよい」とされています。ここで示されています、8～12回の運動とは、その回数を繰り返すことができる重量（負荷）を意味します。また週当たりの実施頻度については、「週に2～3回とし、トレーニングした筋群においては、48時間以上の間隔をあけて実施することが望ましい」とされています。以上の点を整理し、表3-7に

表3-7　筋力トレーニングの種目、負荷、セット数、実施頻度のまとめ

種目	複数の筋肉を対象とする。
負荷	8～12回反復できる重量で実施。 ＊高齢者などでは、10～15回反復できる重量で実施する。
セット数	2～4セット ＊高齢者などでは1セットから
頻度	週に2～3回

日本体力医学会体力科学編集委員会監訳
「運動処方の指針～運動負荷試験と運動プログラム（原書第8版）」より

まとめております。ぜひ参考にしてください。

その他、筋トレでは、例えば、腹筋のトレーニングなら、おなかに意識を向けるというようにトレーニングしている筋肉に意識を向けることが重要です。またトレーニング中は、基本的には力を入れるときに息を吐きだすようにし、呼吸を止めないようにしてください。

ストレッチについて

●ストレッチとは？

ストレッチとは、言葉の通り、筋肉や腱を伸ばす運動のことです。ストレッチは、運動をはじめる前の準備運動や運動後の整理運動として実施すること以外に、関節の可動域を広げるための柔軟体操として実施されます。ストレッチには大きく、反動をつけて実施する「動的ストレッチ」と反動をつけずに実施する「静的ストレッチ」があります。動的ストレッチは、伸ばしたい筋や腱を逆に短縮させてしまうことや、強い反動によって筋や腱を傷つけてしまうことも考えられます。ここでは、後者の静的ストレッチ（スタティックストレッチ）について、話を進めたいと思います。

●ストレッチの目的

ストレッチを行う目的は、表3-8に示しましたように、柔軟性の向上や怪我の予防など様々です。柔軟性とは、関節の可動範囲を指しますが、可動範囲が狭いと怪我をしやすくなるともいえます。またウォーミングアップとして実施する場合には、身体が冷えた状態では筋や腱を痛める可能性があります。この場合、膝の屈伸運動や腕や腰回し、またその場での足踏みなどの全身運動を行い、身体を少し温めてから実施するようにしてください。この意味ではお風呂あがりのような身体が温まっている状態でのストレッチは、リラックス効果も得られ、おすすめの時間帯と言えます。

表3-8　ストレッチの目的

- 筋・腱・靭帯などの障害の予防。
- 筋肉の緊張を和らげ、リラックスさせる。
- 関節、筋がスムーズに動けるようになる。
- 関節の可動域を大きくする。
- 運動神経－筋のはたらきがスムーズになり、激しい運動や、はやい運動にも体が反応できる。
- 筋－知覚神経の働きがスムーズになり、体性感覚が向上し、運動能力、バランス能力などが向上する。
- 筋－知覚神経－中枢神経の緊張を和らげ、これらのストレスを除く。
- 筋の収縮－弛緩－伸展を繰り返すことで筋のポンプ作用により血液循環がよくなる。
- リラクセーションにより心身のリラックス感をもたらし、ストレスを除く。

栗山節郎・山田保著「ストレッチングの実際」より

●ストレッチの実施上の注意点

ストレッチを行う時に注意していただきたい点は次の4つです。いずれも大切なポイントですので、必ず意識してください。

・息を止めない。
・ひとつの動作を20～30秒間継続する。
・伸ばしている筋（部位）を意識する。
・反動をつけず、痛みを感じない程度に心地よく伸ばす。

筋トレ&ストレッチを組み合わせた家庭でもできる運動の紹介

●1日10分エクササイズ

それでは、ご家庭でぜひ実施していただきたい運動を紹介したいと思います。この「1日10分エクササイズ」は、ウォーミングアップのストレッチ、筋力アップの運動、クーリングダウンのストレッチまでで一つの流れとなっています。すべて実施すると10分程度の運動です。

ウォーミングアップのストレッチは、先ほども述べましたが、必ず膝の屈伸、肩や腰回し、その場足踏み等で少し身体を動かしてから実施してください。また全体を通じて、実施中に痛みや

1日10分エクササイズ

《①ウォーミングアップのストレッチ》

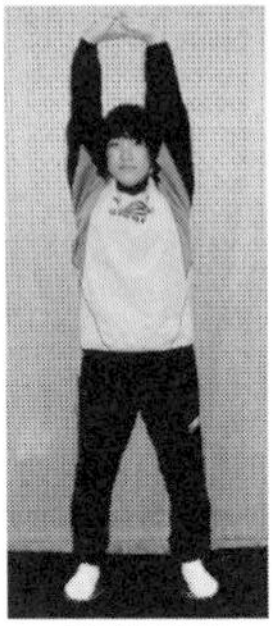

①両体側部

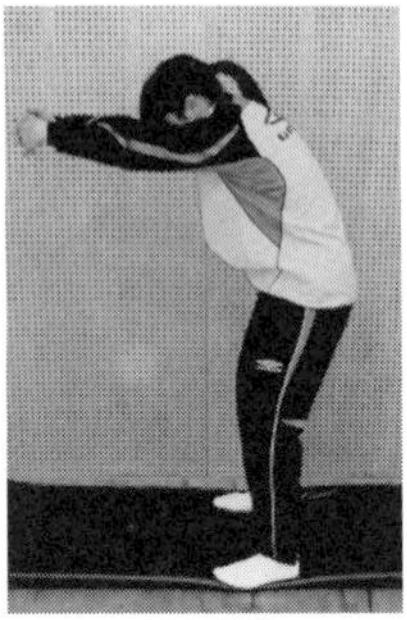

②上背部

両手を前で組む。両手を前に伸ばしながら、おへそを見るように背中を丸くしていく。

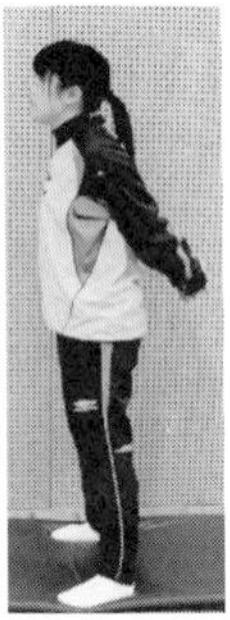

③胸部、肩前面

両手を後ろで組む。両腕を下へ引きながら、胸を張る。

上段左より続く

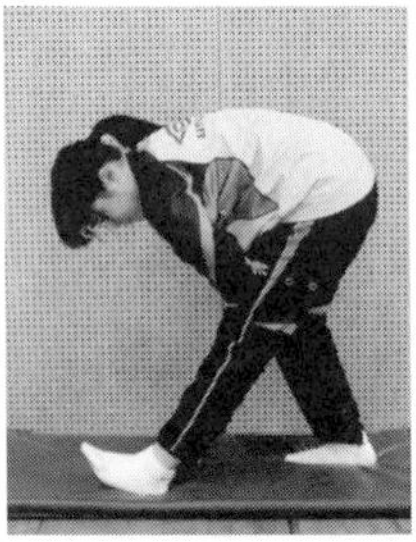

④太ももの裏面

ストレッチしたい脚を前に出し、膝に軽く手を置き、後ろ足の膝を曲げながら、上体を前に倒していく。

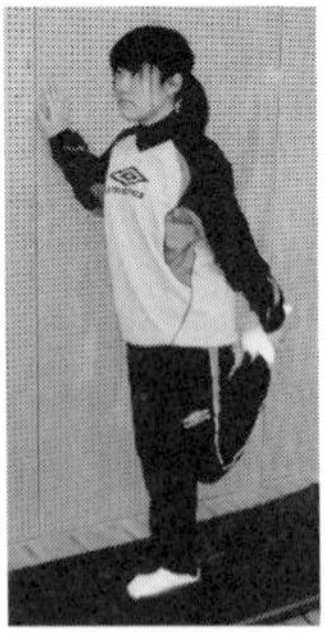

⑤太ももの前面

ストレッチしたい脚の足首を持ち、かかとを臀部に近づける。身体が横から見て、まっすぐになるような姿勢で行う。

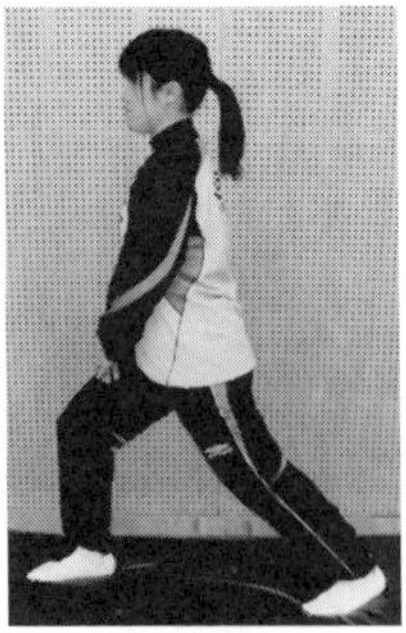

⑥下腿

ストレッチしたい脚を後ろに引く。後ろ側のつま先は前に向け、踵を床から浮かさないように、前方に体重をかけていく。

ストレッチを始める前には、膝屈伸や足踏み運動などで身体を少し温めてから行ってください。

《②筋力アップの運動》

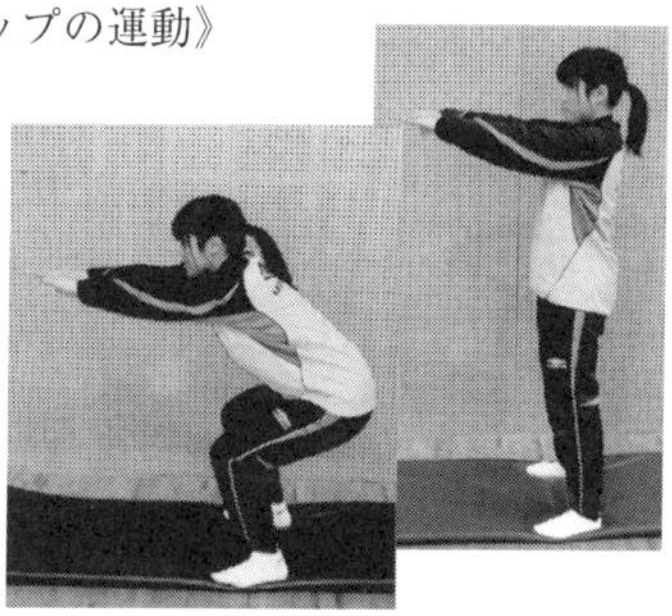

⑦スクワット（太もも）

開始姿勢（右図）から、ゆっくりと太ももの裏側と床が平行になるくらいまでしゃがみ込む。その時、ひざがつま先よりも前にでないようにする。

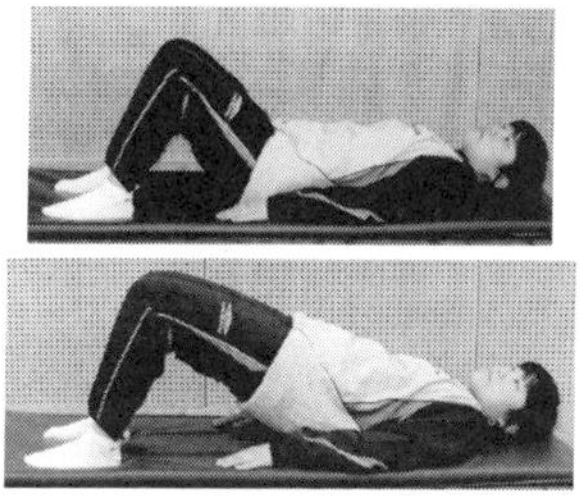

⑧ヒップリフト（背中）

開始姿勢（上図）から、ゆっくりと腰を上げていく。ひざ、腰、肩までがまっすぐとなるよう意識する。

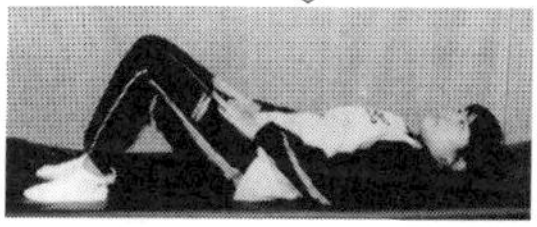

⑨シットアップ（腹筋）

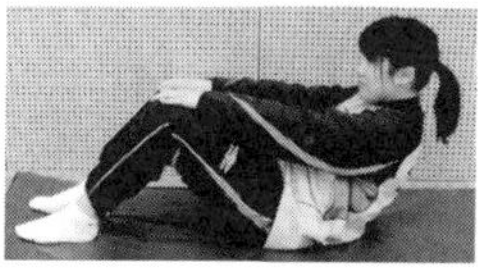

開始姿勢（左図）から、息をはきながら、ひざ、またはおへそをのぞき込むよう、ゆっくりと起き上っていく。足の裏は床から浮かせない。

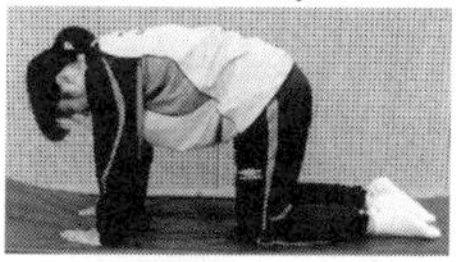

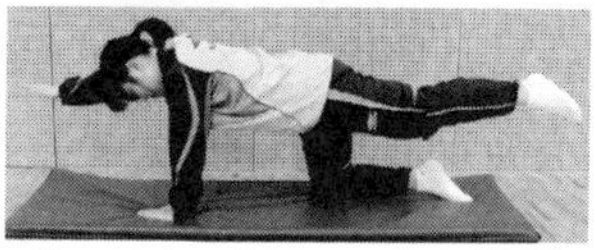

⑩アームレッグクロスレイズ（背中）

開始姿勢（上図）から、対角線上の腕と脚をまっすぐ上げる。この時、指先から、つま先までを一直線となるよう意識する。

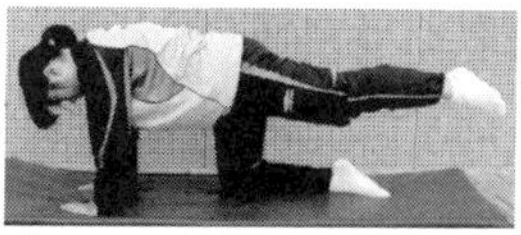

⑩の下図の姿勢がうまくできない（ふらふらするなど）の場合は、手を上げず、脚だけをあげる運動だけでよい。

実施回数などは
本文参照。

《③クーリングダウンのストレッチ》

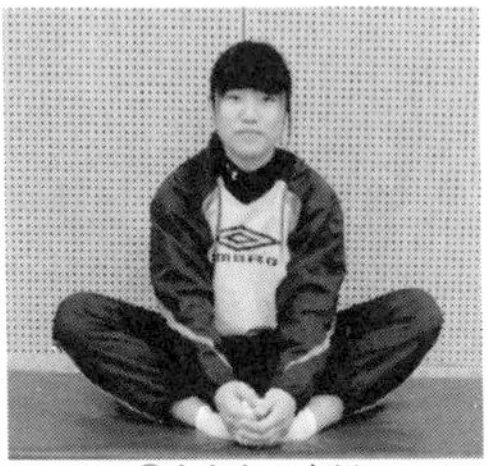

⑪太ももの内側

両足の裏側を合わせる。足裏をはなさないようにし、両ひざを床に近づけていく。

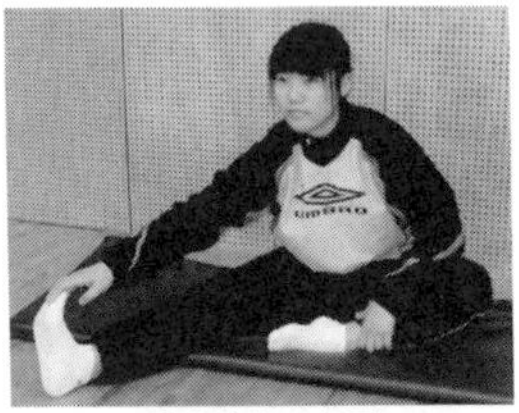

⑫太ももの裏面

ストレッチしたい脚の膝を伸ばして座る。ひざを曲げないようにしながら、上体を前に倒していく。図のように、つま先を持てない場合は、足首でもよい。

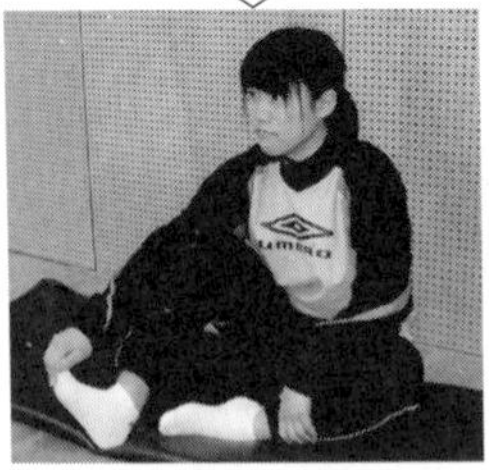

⑬ふくらはぎ

ストレッチしたい側の脚のひざを立てて座る。つま先を持ち、手前に引っ張っていく。

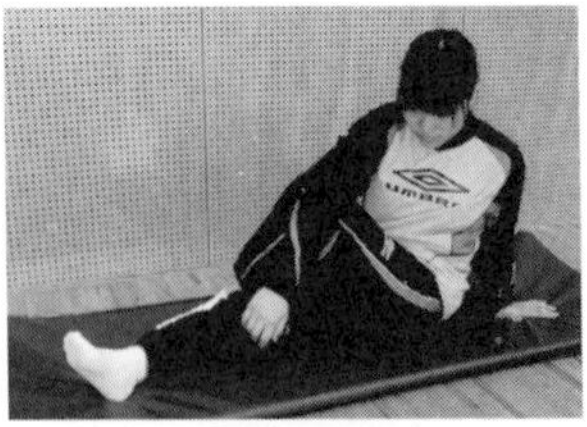

⑭体側部・腰

片脚を伸ばし反対側はひざを立てて、伸ばした脚に交差させる。交差させた脚と反対側の腕を曲げた脚のひざの外側にあて、腰をひねるようにする。

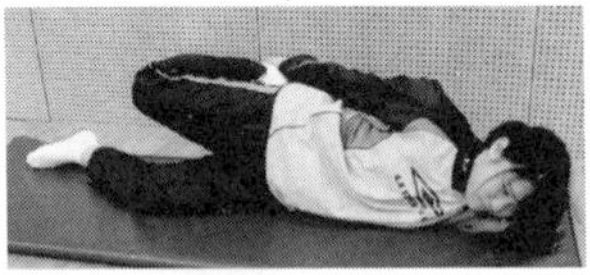

⑮太ももの前面

図のようにひざを曲げて横になる。ストレッチしたい脚の足首を持ち、かかとが臀部に近づくように引っ張る。

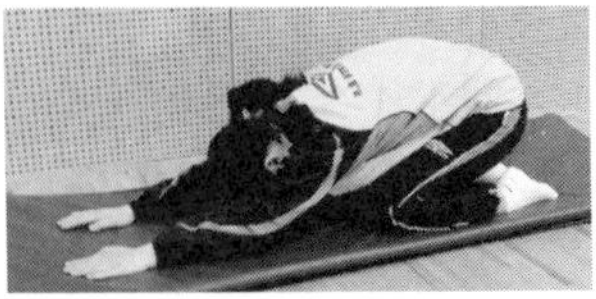

⑯背中、腕の上部

正座の姿勢から両腕を前に伸ばし、上半身を床に近づけていく。

違和感を覚えた場合には、無理せずに、中止して下さい。

このエクササイズは、週に3回を目標としていただきたいのですが、②筋力アップの運動（133ページ）については、まずは、「各種目10～15回を1セット」からスタートしてください。徐々に身体が慣れてくれば、1セット当たりの回数は変えずに、セット数を2セット、3セットと増やすようにしてください。セット間の時間（インターバルと言います）は、あまり気にせず、少し休んで実施し、各セットをしっかりと実施するようにしてください。

クーリングダウンのストレッチについては、お風呂上がりや就寝前に実施されると柔軟性の向上や疲労回復効果が期待できます。この部分だけは、毎日実施されるとよいと思います。

●10個の体操

この運動は、ご家庭はもちろん、職場でも実施できることを目的としています。10種類の簡単なストレッチと脚、腹筋のトレーニングから構成しており、短時間で実施できます。忙しくて運動時間が充分にとれない方や、あまり体力に自信がない方、また「筋トレの重要性は分かるけれど、続ける自信が…」という方におすすめです。週に3回を目標としていただいてもよいのですが、短時間での軽負荷運動ですので、例えば、会社のお昼休みなどに毎日実施されてもよいと思います。

10 個の体操

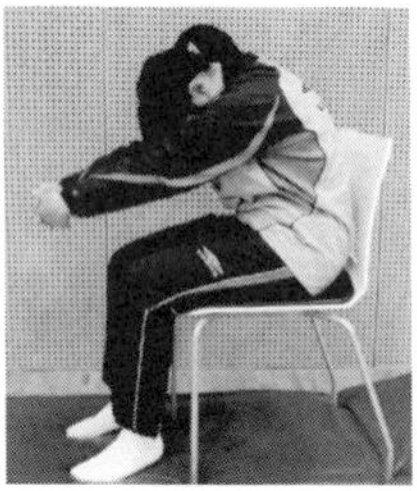

①背中のストレッチ

両手を組んで前に押し出す。おへそを見るように背中を丸くしていく。
息をとめずに 20 秒間静止する。

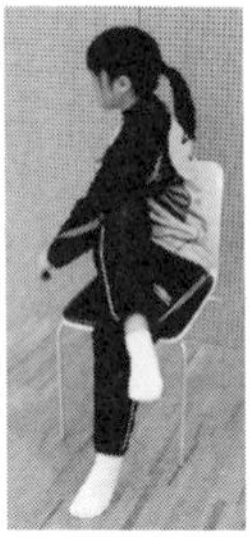

②腰のストレッチ

片脚を反対側の脚に交差させる。交差させた側と反対の腕を交差させた脚のひざの外側にあて、腰をひねるようにする。左右行う。
息をとめずに 20 秒間静止する。

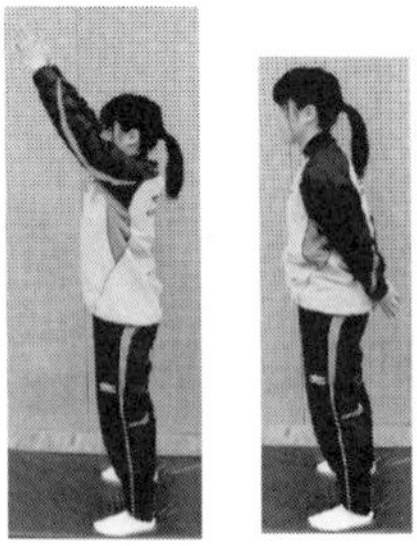

③肩周辺の運動

できるだけ高いところで手をたたき、続けて背中の後ろで手をたたく。10 回繰り返す。

上段左より続く

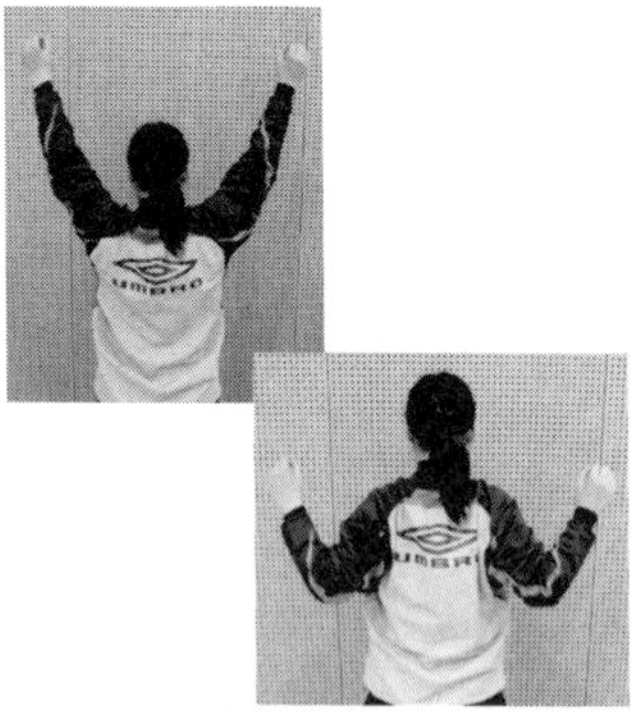

④背中の運動

ひじを体に引きつけるように下げ、肩甲骨を内側に引き寄せる。(背中を丸めない)
10 回～ 15 回繰り返す。

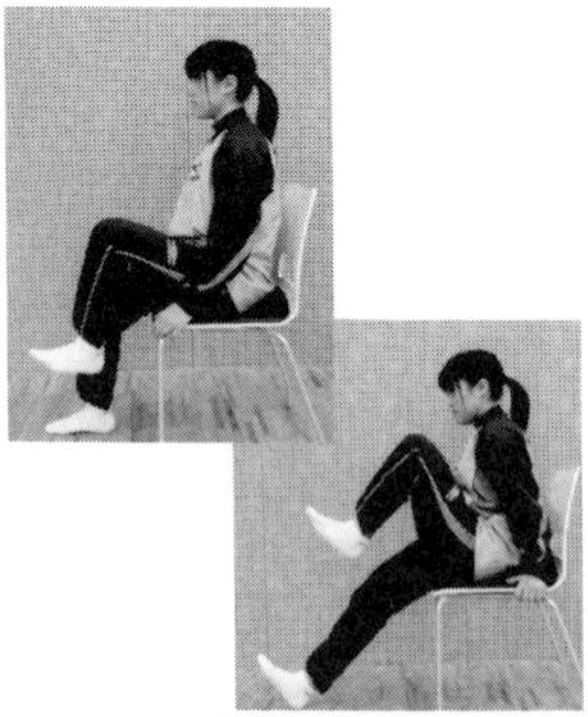

⑤腹筋運動

背もたれにもたれて座る。おなかをへこますようにしながら、ひざを胸に引き付ける。左右交互に 10 ～ 15 回繰り返す。

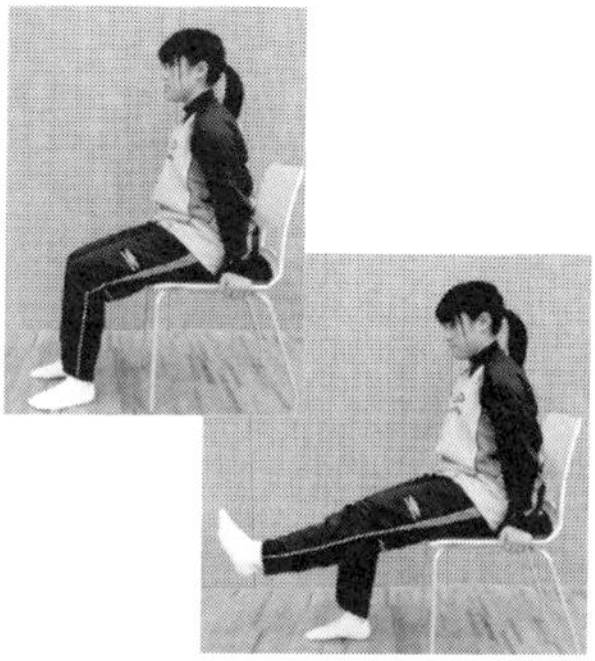

⑥太もも前面筋トレ
開始姿勢（上図）から、ゆっくり膝を伸ばしていく。
左右交互に 10 ～ 15 回繰り返す。

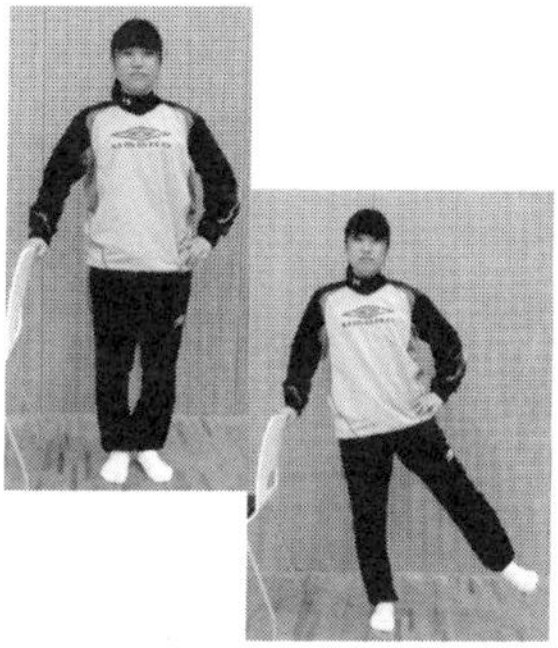

⑦太もも外側の筋トレ
開始姿勢（上図）から、背中はまっすぐにして、足をゆっくり真横にあげていく。
左右交互に 10 ～ 15 回繰り返す。

上段左より続く

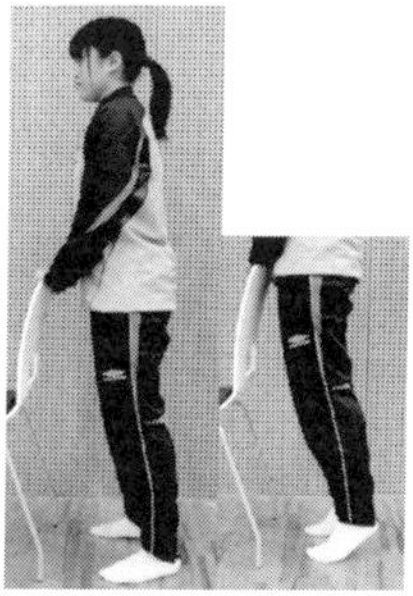

⑧ふくらはぎの筋トレ
かかとをゆっくり上げ下げする。できれば、壁やイスの背もたれ部分を持って行う。
10 ～ 15 回繰り返す。

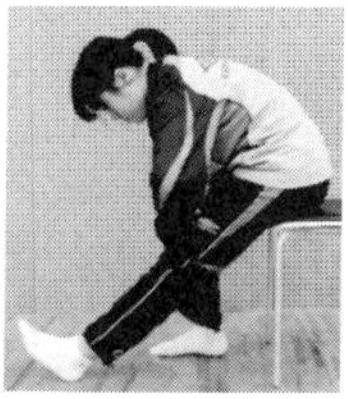

⑨太もも裏面ストレッチ
ストレッチしたい脚を伸ばし座る。ひざに手をおき、ゆっくりと上体を前に倒していく。左右行なう。息をとめずに 20 秒間静止する。

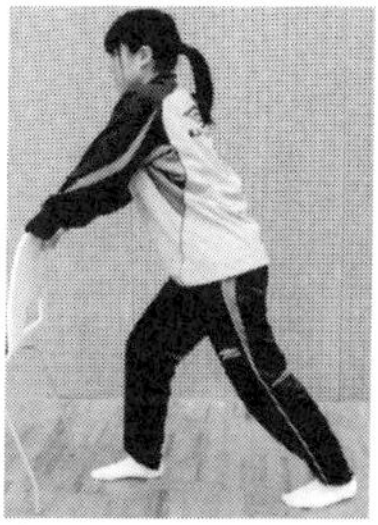

⑩ふくらはぎストレッチ
ストレッチしたい脚を後ろにする。つま先を前に向け、踵が床から浮かないように前に体重をかけていく。左右行う。息をとめずに 20 秒間静止する。

●ラジオ体操

多くの方がご存知のラジオ体操を紹介します。ラジオ体操は、第1、第2があり（幻の第3もあるようですが…）、連続して行うと、約6分30秒の運動です。体操の内容は、子どもから高齢の方までが実施できる動きで構成されています。私たちの研究室で測定したラジオ体操のエネルギー消費量は、0.062～0.078kcal/kg/分でした。つまり体重60kgの方が第1、第2を続けて実施した場合、25～30キロカロリー（0.062～0.078kcal×60kg×6.5分）消費することになります。同じく私たちの研究室で測定した、ラジオ体操の運動強度は、有酸素運動のところで紹介した方法で計算しますと25～27％となり、非常に軽度の負荷であることが分かりました。ラジオ体操を継続して実施した場合の効果についても調べてみました。

10名の女子大学生を無作為にラジオ体操実施群と非実施群に分け、実施群には、1か月間、1日1回必ず実施するように指示しました。その結果、上体おこし（筋持久力：30秒間に何回腹筋ができるか）、脚筋力（腕を組んだ状態で、高さ40㎝の椅子に座り、できるだけ早く立ち上がり座る動作を10回実施する時間）の値が、ラジオ体操実施群でのみ有意に向上しました。これは、神経系のはたらきがよくなり、身体が動きやすくなった結果として、数値が上昇したためではないかと考えていますが、いずれにせよ1日1回、1か月間のラジオ体操の実施による効果を示していると言えます。ラジオ体操の実施に当たっては、伸ばすところはしっかり伸ばし、曲げるところは曲げるというように、動きにメリハリをつけ、正確に行うことが重要です。ただし痛みや違和感がある場合は無理なさらないようにしてください。実施時間帯については、「ラジオ体操＝朝」というイメージをお持ちかもしれませんが、朝起きてすぐ実施するのではなく、少し時間をあけてから実施されることをおすすめします。その時、少し水分を補給してから実施されるとよいと思います。または、音楽を録音しておき、ご自身が行いやすい時間帯に実施するという方法もおすすめです。

3　運動を続けるために

「運動は、やらないといけないのはよく分かるけれど、続かない…」。そんな声をよく聞きます。

ある研究結果では、運動をはじめた人のうち、1年後には約半数の人が止めてしまうとの報告もあります。そこで、最後に、運動を継続するためのヒントについてご紹介したいと思います。

記録と目標設定

この章のはじめに、私たちが実施した歩行を中心とした4か月間のメタボ予防プログラムの結果を紹介しましたが、プログラム期間中の歩数には個人差があり、非常によく歩かれていた方とそうでない方がおられました。この違いについて調べてみたところ、**「しっかり記録をしていた方」**ほど、よく歩かれていたことが分かりました。私たちが実施したプログラムでは、参加者に歩数、体重、ウエスト、今日の感想などを毎日記録していただきました。これは、第2章でも紹介されていますが、セルフ・モニタリングと呼ばれる方法であり、「自分自身で自己の行動や態度、感情、思考などを観察したり、記録することによって、自己の行動や態度に対する具体的で客観的な気付きをもたらす方法」と言われています。参加者には、この記録をもとに、毎月1回、私たちと相談し、翌1か月間の行動目標を立てていただきました。これも第2章で紹介されていますが、「目標設定」と呼ばれる方法であり「セルフ・モニタリングの結果に基づいて、これから変えようとする行動をどのようにするかを取り決める技法」と言われています。目標は高すぎても、低すぎてもうまくいきません。私たちは、**「ちょっと頑張ればできるくらいの目標」**と言っていました。例えば、この1か月間の平均歩数が6000歩だった方には、次は

「7000歩を目標にしましょう」と言いました。1000歩は約10分間の歩数に該当すると言われていますので、1日10分間動く時間を増やすことを目指すわけです。簡単ではないのですが、少しがんばればできるがポイントです。こうして「記録」→「目標設定」→「記録」と繰り返しました。図3-5をご覧ください。これは日々の記録の中から、歩数記録の実施状況を取り上げ「高記入率群」と「低記入率群」の2群に分類し、月ごとの平均歩数を比較した結果です。1か月目は歩数にほぼ差はありませんが、2か月目以降では、記録をしっかり行っていた群の平均歩数は増加していましたが、低記入率群では、逆に減少していました。これは、運動継続に対して、記録をするという方法の有効性を示している

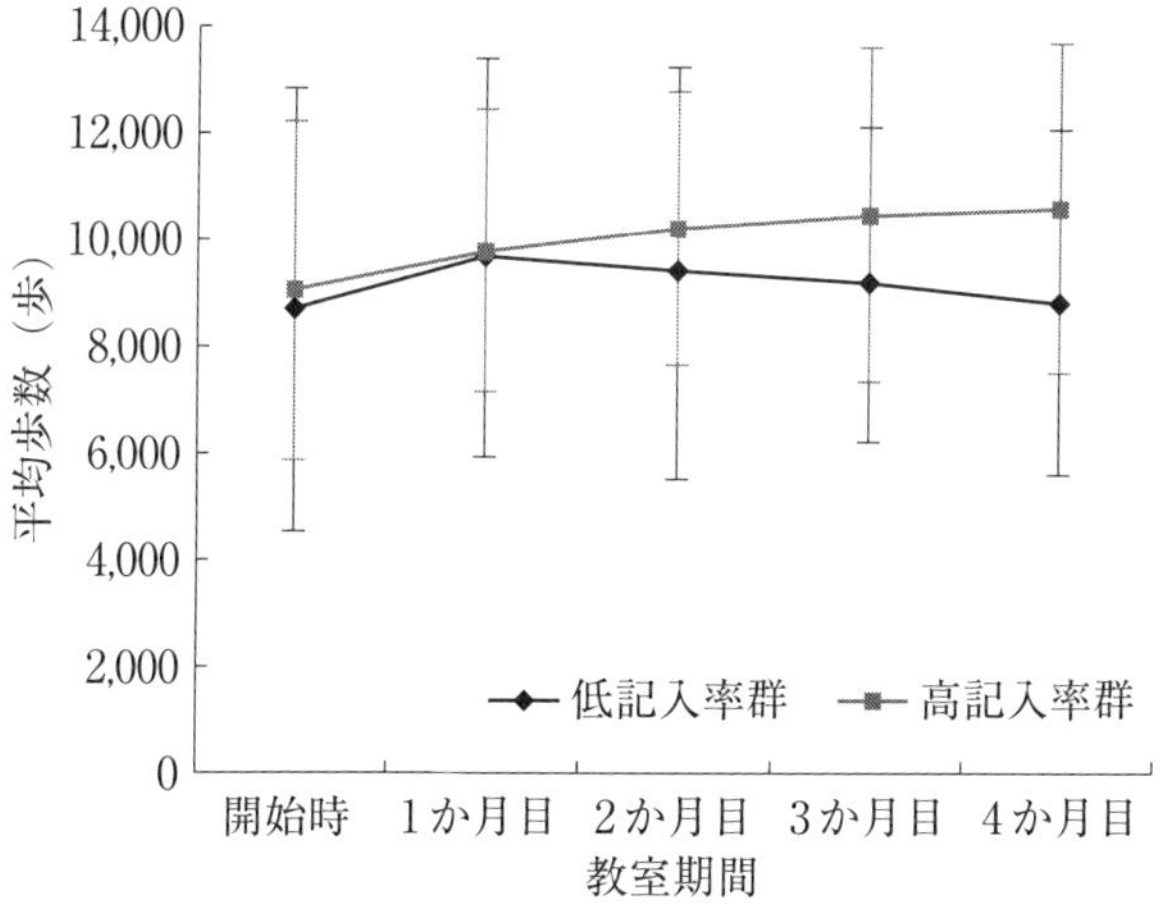

図3-5　歩数記録実施状況の違いによる講座期間中の月別平均歩数比較
（坂手ら、2009）（図中のバーは、標準偏差）

結果と考えます。また私たちは適切な目標設定が、毎日の記録につながったのではないかと考えています。さらに、私たちはこの4か月間のプログラムが終了した後、どのくらいの方が運動を継続していたのかについても調べてみました。講座終了から1~2年後も運動を継続していた方は59％であり、このうちの62％が高記入率群の方でした。以上の結果より、自分に適した行動目標を立て、毎日記録することが運動の継続のためには有効な方法となり得るのではないかと考えています。毎日の歩数や運動時間をカレンダーや手帳に記録することでもいいと思いますが、巻末に食事と一緒に行えるような記録用紙を付けていますので、ぜひご活用ください。

自分へのご褒美

自分にご褒美をあげることも運動継続に対して有効な方法と言えます。これは「オペラント強化」と言われる技法です。例えば、「3か月間、運動が続けば、欲しかった服を買う」などです。しかし、このような物質的なご褒美でなく、例えば、「おいしいコーヒーを飲めるお店まで歩いていく」や「大好きな景色の中をジョギングする」「近くの温泉施設まで自転車で行く」などといった、ご自身が大好きなものや、そこへ行く道中が楽しい、うれしい、心地よい、または幸せだと感じられるといった**心のご褒美と運動を組み合わせる**ことで、より一層、運動が楽しいものとになり、継続しやすくなると言えます。

運動による怪我や事故を防ぐ

「膝を痛めたので運動をやめた」という話を時々耳にします。ある調査結果では、ウォーキング継続実施者の38％が膝痛を経験しており、そのうち25％は2週間以内〜1年超の期間ウォーキングを中止したことが報告されています。私達が実施した講座でも、膝が痛くて中断、またはウォーキングを自転車に変えたという方がおられました。このようにせっかく運動を実施していても、怪我のためにやめてしまうことがあります。怪我を防ぐためには、例えば、無理な運動はしないことや日頃から運動後のストレッチを必ず行い筋肉の疲労を取り除くこと、歩きやすい靴を選ぶことなどがあげられます。また気温や湿度が高い日には、十分な水分補給を行い、季節に適した服装で運動することは、熱中症による事故を防ぐ点で重要です。このように、運動の継続に対しては**「防げる怪我や事故は防ぐ」**という意識が大切であると考えます。

最後になりましたが、メタボ＆ロコモ予防と解消のための運動には、**「頑張らない」**でも**「さぼらない」**の気持ちが最も大切であると思っています。「継続は力なり」です。

「参考文献」

・厚生労働省「健康づくりのための身体活動基準２０１３」２０１３年
(http://www.mhlw.go.jp/stf/houdou/2r9852000002xple-att/2r9852000002xpqt.pdf)
・坂手誠治ほか「メタボリックシンドローム予防に関する歩行を中心とした教育プログラムの効果」『ウォーキング研究』９：１７５-１８０、２００５年
・寄本明・坂手誠治ほか「６ヶ月間のストックウォーキングおよびノーマルウォーキングが血液性状・形態・機能に及ぼす影響」『ウォーキング研究』11：１３３-１４１、２００７年
・本田貴紀ほか「地域在住高齢者における３軸加速度計で測定した座位時間と肥満との関連」『運動疫学研究』16（１）：24-33、２０１４年
・Dunstan DW, 11et al: Television viewing time and mortality: the Australian Diabetes, Obesity and Lifestyle Study（AusDiab）. Circulation121: 384-391, 2010.
・Matthews CE, et al: Amount of time spent in sedentary behaviors and cause-specific mortality in US adults. Am J Clin Nutr95（2）: 437-445, 2012.
・日本体力医学会体力科学編集委員会監訳『運動処方の指針～運動負荷試験と運動プログラム（原書第8版）』南江堂、２０１１年
・村永信吾「立ち上がり動作を用いた下肢筋力評価とその臨床応用」『昭和医学会雑誌』61（３）：３６２-３６７、２００１年
・池上春夫『運動処方の実際』大修館書店、１９８７年
・坂本静男編著『メタボリックシンドロームに効果的な運動・スポーツ』ＮＡＰ、２０１１年

・日本動脈硬化学会『動脈硬化性疾患予防ガイドライン２０１２年版』２０１２年
・日本糖尿病学会編・著『糖尿病治療ガイド２０１４-２０１５』文光堂、２０１４年
・日本高血圧学会『高血圧治療ガイドライン２０１４電子版』２０１４年
(http://www.jpnsh.jp/data/jsh2014/jsh2014v1_1.pdf)
・清水昌一『歩くこと・足そして靴』風濤社、１９９５年
・健康・体力づくり事業財団『健康運動実践指導者養成用テキスト』２００９年
・T Hayashi et al: Walking to Work and the Risk for Hypertension in Men: The Osaka Health Survey. Ann Intern Med131 (1): 21-26, 1999.
・西井匠ほか「東海地方における自転車通勤者の健康・体力レベルと通勤時の走行実態」『体力科学』61（２）：２５１-２５８、２０１２年
・西井匠ほか「４ヶ月の自転車通勤が健康状態にあたえる効果」『体力科学』63（１）：75、２０１４年
・栗山節郎・山田保『ストレッチングの実際』南江堂、１９８６年
・坂手誠治ほか「運動習慣化に対する歩数記録の実用性と有効性の検討」『ウォーキング研究』13：１２９-１３３、２００９年
・矢野健太郎ほか「ウォーキング大会参加者における膝関節痛に関する調査」『ウォーキング研究』10：１７１-１７５、２００６年
・竹中晃二編集『現代のエスプリ４６３』至文堂、２００６年

第4章　ケーススタディ

ここでは、実際に、メタボやロコモが心配な4名の皆さんに登場していただき、食事と運動について見直してみましょう。

症例1　Aさん　男性　35歳　大学職員　独身一人暮らし

職業：大学職員（事務系）…座って行う作業が多い。入試期間などは睡眠不足になりがち。
趣味：通勤はバスと電車で片道20分、駅から勤務先までは徒歩15分。
運動：特にしていない。休日は自宅でゲームをして過ごす。
酒：飲めない。
タバコ：20歳（内緒だが本当は18歳）から現在まで、1日1箱。職場は基本的に禁煙の環境だが、学内の喫煙所にタバコ仲間がいるので、禁煙しようとは思わない。

表4-1　この章で出てくる検査項目

※「基準範囲」は、多くの健常成人に見られる数値の範囲を示していますが、病院や施設によっても、また検査したタイミング（時間、食前食後など）によっても異なることが多いため、この数値を超えていても、ただちに異常である、または病気であるという意味ではありません。心配な場合には必ず、主治医や看護師、管理栄養士など、医療スタッフに相談して下さい。

検査項目	基準範囲（例）	検査の意義
赤血球数（万／μl）	男性 410-530 女性 380-480	肺から身体のすみずみまで酸素を運ぶ細胞の数。出血や貧血で減少。
ヘモグロビン（g/dL）	男性 14.0-18.0 女性 12.0-16.0	赤血球の中にあるタンパク質で、鉄を含む。酸素を結合する。
アルブミン（g/dL）	4.1-4.9	血漿に含まれるタンパク質。栄養不足などで低値になる。
AST（U/L）	10-34	肝臓、心臓、筋肉などの細胞に傷害があると高くなる。
ALT（U/L）	5-46	肝機能障害で高くなる。
γGTP（U/L）	男性 7-60 女性 7-38	肝臓・胆道系の異常や飲酒、薬剤などの影響で高くなる。
尿素窒素（BUN）（mg/dL）	7-19	腎障害、脱水、出血などで高くなる。タンパク質の摂取とも関連。
クレアチニン（Cr）（mg/dL）	男性 0.7-1.1 女性 0.5-0.9	腎機能障害で高くなる。ただし筋肉量とも関係あり。
早朝空腹時血糖（mg/dL）	70-109	糖代謝異常の有無を示す。糖尿病では高くなる。
ヘモグロビンA1c（HbA1c）（%）	4.6-6.2	過去1～2ヶ月くらいの平均血糖値を反映する。
LDLコレステロール（mg/dL）	65-139	いわゆる悪玉コレステロールであり、高いと動脈硬化の原因となる。

HDL コレステロール（mg/dL）	男性 40-85 女性 40-95	いわゆる善玉コレステロール。脂質を血管から肝臓に戻すはたらきがある。
中性脂肪（トリグリセリド）（mg/dL）	50-149 （空腹時）	食事中の脂肪の大部分はこれで、肝臓で糖質から作られ分もある。
尿酸（mg/dL）	男性 4.0-7.0 女性 3.0-5.6	体細胞の代謝で作られる。アルコールは尿酸を増やす。
血清鉄（μg/dL）	男性 54-181 女性 43-172	血清に含まれる鉄。鉄の摂取不足や出血、妊娠などで低くなる。
尿タンパク	（－）～（±）	腎機能障害のとき（＋）以上になるが、早期診断には向かない。
尿糖	（－）	高血糖などの時に陽性になる。糖尿病で SGLT2 阻害薬を飲んでいる人では非常に多くなる。

※「奈良信雄著『看護・栄養指導のための臨床検査ハンドブック』第５版、医歯薬出版、2014, p19, 20, 25, 26, 38, 39, 41-43, 45-47, 49, 53, 58-60, 62, 63, 85.」を参考に作成

常用薬：特になし。
食事：朝は自宅で菓子パンとコーヒー（コーヒーフレッシュと砂糖入り）。昼は職場の売店で、弁当と、砂糖入り紅茶のペットボトル（５００ml）を買う。夕食は行きつけの定食屋で食べるが、仕事が遅いと職場で店屋物になる。机の引き出しにはクッキーやチョコレートを常備している。

これまでにかかった病気など：仕事で荷物を運んでいて膝に怪我をしたことがあるが、それ以外は問題なし。

特に自覚症状はないため健康に関して問題を感じていないが、今年の職場

以下、4人の登場人物の所見（※下線は、基準範囲を外れているものを示しています）

表4-2　症例：Aさん35歳　男性

身体測定の結果

身長（cm）	170
体重（kg）	76
腹囲（cm）	90
BMI（kg/m^2）	26.3
血圧（mmHg）	138/80

検査の結果

AST（U/L）	45	LDLコレステロール（mg/dL）	112
ALT（U/L）	62	HDLコレステロール（mg/dL）	39
γGTP（U/L）	72	中性脂肪（mg/dL）	192
BUN（mg/dL）	15	尿酸（mg/dL）	6.4
Cr（mg/dL）	0.8		
早朝空腹時血糖（mg/dL）	112	尿タンパク	陰性
HbA1c（%）	5.5	尿糖	陰性

【メタボに該当するか】（図1-3参照）
ウエスト周囲径…該当
血糖値…該当
血圧…該当
血清脂質…該当
判定…メタボ該当

の健診で「肝機能の値が高い」と言われたことがやや気になる。勤務先の大学の健康啓発イベントで手伝いをした際、7つのロコチェックのひとつ「片足で靴下をはけない」が該当し、ショックを受けた。

メタボかどうか

腹囲　男性　85cm以上○
血圧　収縮期血圧 130mmHg 以上または拡張期血圧 85mmHg 以上○
脂質　中性脂肪 150mg/dL 以上またはＨＤＬコレステロール　40mg/dL 未満○
空腹時血糖　110mg/dL 以上○
［結論］　メタボ＝「該当」

その他の問題点

喫煙、脂肪肝の疑い、高中性脂肪血症

●医師からのアドバイス

　Aさんは忙しく働く現役世代ですが、すでにメタボに該当しており、動脈硬化のリスクが高まっている状態です。その原因は、ついつい手を抜きがちな食生活にありそうですね。中性脂肪が高く、ちょっと糖分を摂り過ぎなのでは。肝機能の数値は、肝臓に脂肪がつきかけているためかもしれません。それにタバコは良くありません。せっかくの若い血管をわざわざ傷めているようなものです。このままだと将来、心筋梗塞や脳卒中で突然死の危険が。それに禁煙しなければいずれ慢性閉塞性呼吸器疾患（COPD）になり、在宅酸素療法が必要になる可能性も高いです。そして、栄養不足と運動不足でだんだん骨や筋肉が弱り、ロコモになっていくのも目に見えています！

　大学など、学校で教職員がタバコを吸うのは、児童・生徒・学生さんたちが受動喫煙することにもなり、自分にも環境にも決して良いことではありません（直接煙を吸い込まなくても、喫煙する教職員の衣服や、乗り合わせるエレベーターの壁などにタバコの煙がしみこんでおり、それが受動喫煙のもとになります）。この機会に、タバコのない学校生活をめざし、職場の「タバコ仲間」の皆さんと、揃って禁煙にチャレンジされてはいかがでしょう。それに大学にいるのであれば、例えば食事についても、学生食堂などで提供されている栄養バランスの良い定食メニューを利用してみてもいいかもしれませんね。

●食事のアドバイス

改善点は1、砂糖の過剰摂取、2、食事バランスの見直し（野菜の摂取不足）です。一人なので、朝から食事を作って食べることは難しいと思いますが、砂糖は穀類に比べて消化が早く、急激に血糖値を上昇させるので、膵臓の負担も大きくなります。例えば板チョコ1枚（70g）は390キロカロリーありますが、食パン6枚切の約2枚半と同じカロリーです。菓子パンの材料はお菓子と同じですので、食事の代わりにお菓子を食べていることになります。

朝食の菓子パンをサンドイッチに変えてみるのはいかがでしょうか。野菜不足は定食に野菜料理を一品加えるだけでも効果はあります。野菜料理が食べられない時は野菜ジュースを飲んでください。野菜を外食で摂るのが難しければ、朝食で必ず食べるようにしましょう。プチトマトやレタスとノンオイルドレッシングでサラダをつくるのはどうでしょうか。また、お菓子を果物に変えてみるのはいかがでしょうか。飲料を砂糖の入っていないブラックコーヒーやお茶に変えるだけでも砂糖の摂取量を大幅に減らすことができます。

机の中にお菓子を常備してしまうと、いつでも好きなだけ食べることができます。どうしても食べたい時に歩いて買いに行くようにしてください。買いに行く時間がなければ自然に我慢することができます。机の中のお菓子は同僚に食べてもらいましょう。

●運動のアドバイス

片脚で靴下がはけない…筋力やバランス能力にやや不安という結果でしょうか。しかし、35歳とまだお若いこともあり、通勤でも15分程度歩かれていますので、この通勤での歩行を工夫されるといいと思います。例えば、歩きやすい靴に変えてみるなどです。ウォーキングシューズには、スーツに合わせてはけるようなものも多くあります。このような靴を履くことで、いつもより早く歩いたり、少し遠回りをしてみようという気にさせてくれます。また歩数計などを使用されると「もう少し歩いてみよう」という気になります。最近では、スマホと連動した歩数計などもあり、より楽しく運動を続けることができます。また天気のよい休日は、趣味の店に行ったり、好きな場所を散歩するなどされるのもよいと思います。そうして少しずつ、活動的な生活習慣に変えていかれることをおすすめします。

【コラム】　睡眠不足と生活習慣病

最近、睡眠と肥満や生活習慣病との関連が注目されています。調査によれば、睡眠時間が4時間以下の人は、7~9時間寝ている人と比べて肥満になる確率が7割くらい高くなるとも言われ、また睡眠時間の短い人ではメタボが多くみられることも報告されています。また逆に肥満の方では、睡眠時無呼吸症候群と言って、夜寝ている間にしばしば無呼吸の状態となり、睡眠が十分にとれない上に寝ている間に低酸素になることで、血圧が上がったりインスリン抵抗性が生じたりして、循環器疾患の危険が高くなる病気がみられることもあります。良質な睡眠を十分にとることは、心身の健康のために大切ですね。自分や家族の「眠り」について何か気になることがある方は、主治医や看護師などに相談してみて下さい。

参考文献：浅原（佐藤）哲子、「睡眠障害と生活習慣病」、『日本医師会雑誌』１４３（12）、２５４５-２４５９、２０１５年

症例2　Bさん　女性　62歳　専業主婦　定年退職後の夫と二人暮らし

職業：専業主婦
趣味：近所の友人と集まって、パッチワーク手芸の会を週1回。
運動：特に何もしていない。近くに最近流行の女性専用ジムができたようなので気になるが、若い人向けだと思い行っていない。
酒　：たまに付き合いで少量口にする程度
タバコ：吸わない。夫も吸わない。
常用薬：特になし

食事：夫が退職して毎日家にいるので三食用意しなければならず、面倒。最近は夕食にスーパーのお惣菜を使うことが多い。夫がいないときは残り物か好物の菓子パン、豚まんなどで適当に済ませる。趣味の会では、友人とスイーツをいろいろ持ち寄って食べるのが習慣になっていて、その残りを持ち帰って毎日おやつに食べている。

これまでにかかった病気など：今まで特に病気やケガをしたことはないこれまであまり健診を受けたことがない。先日、健康教室で「骨密度測定」をやってみたら「若い人の80%くらいですね」と言われたが、それがどういうことなのかよくわからない。「ロコモ度テスト」もやってみたが、「立ち上がりテスト」も「2ステップテスト」も低いと言われ、気になっている。

メタボかどうか

腹囲　女性90cm以上○

血圧　収縮期血圧130mmHg以上または拡張期血圧85mmHg以上○

脂質　中性脂肪150mg/dL以上またはＨＤＬコレステロール　40mg/dL未満○

空腹時血糖　110mg/dL以上○

［結論］　メタボ＝「該当」

表4-3　症例：Bさん62歳　女性

身体測定の結果

身長（cm）	154
体重（kg）	69
腹囲（cm）	96
BMI（kg/m^2）	29.1
血圧（mmHg）	140/78

検査の結果

AST（U/L）	54	LDLコレステロール（mg/dL）	162
ALT（U/L）	88	HDLコレステロール（mg/dL）	40
γGTP（U/L）	90	中性脂肪（mg/dL）	152
BUN（mg/dL）	12	尿酸（mg/dL）	6.8
Cr（mg/dL）	0.8		
早朝空腹時血糖（mg/dL）	144	尿タンパク	陰性
HbAlc（%）	6.0	尿糖	±

【メタボに該当するか】（図1-3参照）
ウエスト周囲径…該当
血糖値…該当
血圧…該当
血清脂質…該当
判定…メタボ該当

その他の問題点

肥満、脂肪肝の疑い、耐糖能異常、高中性脂肪血症

●医師からのアドバイス

Bさんは BMI=29.1 と、**かなりの肥満**と言えます。メタボに該当する上、お酒をほとんど飲まないのに肝機能の数値（AST, ALT）が高くなっており、脂肪肝、もしかすると「**非アルコール性脂肪肝炎（NASH）**（次頁のコラム参照）」かもしれません。このまま食べ続けて脂肪肝が進んでしまうと、肝硬変や肝臓がんの可能性も高くなります。血糖も高めで尿糖も少し見られるようなので、これは注意していかなければいけません。

健康教室に参加したのはとても良かったですね。この機会に、食事と運動について見直し、少しスリムになった自分をめざしましょう。

●食事のアドバイス

改善点は2点です。**1、お菓子を食事代わりにしている。2、惣菜など味の濃い食材をえらんでいる。**ご主人のために毎回の食事作りが面倒だと言われていますが、ご主人が不在の時は残り物や菓子パン程度で済ませているので、途中でお腹が空いてお菓子を食べてしまうのです。むし

ろご主人のおかげで食事を作っていますので、まずは毎回の食事を図2－2のようにバランス良く食べるように心がけてください。特に野菜やキノコに含まれる食物繊維は血糖値や脂質の値を改善する効果があります。

規則正しく必要な量を食べるようになれば、お菓子を食べる量も減ります。最初からおやつを我慢するのは難しいので、あらかじめ食べる量を決めてそれ以上は食べないなどのルールを決めるのもよいでしょう。（表2－2参照）

また、市販の惣菜は、保存をよくするために味が濃くなっています。購入する頻度を減らすと減塩効果があります。

【コラム】　非アルコール性脂肪性肝炎（NASH、ナッシュ）とは

あまりお酒をたくさん飲まない人に見られる脂肪肝の一部に、肝臓に炎症が起こっているものがあることがわかり、これをNASHと言います。これまで、肥満や過食が原因と考えられる脂肪肝は、アルコール多飲が原因の脂肪肝と比べて一般的に心配のないものと思われてきましたが、NASHに関しては、いずれ一部が肝硬変や、さらには肝臓がんに進行していく可能性があり、放置してはいけない肝疾患です。健診で「脂肪肝」と言われたら、症状がなくても、一度内科で相談してみましょう。

●運動のアドバイス

運動は特に何もされておらず、ロコモ度チェックの結果もあまり思わしくないようです。このような場合、運動を頑張ろうと始めてみたものの、膝や腰を痛めてしまったという話をよく耳にします。まずは、運動をするための身体づくりからはじめることをおすすめします。そのためには、134ページに紹介していますストレッチ体操や、136ページの10個の体操から始められてはいかがでしょうか？　また女性専用ジムは、筋トレと有酸素運動を組み合わせた運動を実施できるところが多いようですので、少し身体が慣れてきたら、通われるのもよいと思います。また近くにプールがあれば、水中運動は膝、腰への負荷が少なくおすすめの運動です。

症例3　Cさん　男性　58歳　会社員　妻（専業主婦）と二人暮らし

職業：○○株式会社経理部（ほぼ一日デスクワーク）、週3日は車通勤。
趣味：プロ野球のテレビ観戦
運動：まとまった運動は長い間ほとんどやっていない。
酒　：毎日缶ビール（500mL缶）2缶。
タバコ：20歳（内緒だが本当は18歳）から現在まで、1日1箱。これまで禁煙を何度か試みたが失敗。ただ、タバコ税が上がるなら禁煙しようとは思う。

常用薬：妻が買ってくる、「アンチエイジングのサプリ」「抗酸化ビタミン」「〇〇エキス」など、健康に良いという**サプリメント**を計5種類飲んでいる。

食事：朝と夕は自宅で妻の手料理。ここしばらくは「〇〇制限食」に凝っており、また、健康に良いという油をあらゆる料理にふんだんに使うようにしている。夫婦二人なので、**大皿に一緒に盛り付けて**、取り分けて食べている。昼は妻の作ったお弁当。週2日、電車で出勤する日は帰宅途中にある立ち飲み居酒屋で、職場の仲間と砂肝やモツ煮込みをつまみ、〝ちょっと一杯〟飲んで、帰りに駅前の豚こつラーメン屋または牛丼屋に寄ってから帰宅するのがお決まりのコース。

車通勤の日や休日の夕食は、自宅で野球中継を見ながら2時間くらいかけて夕食を食べる。飲んだシメのお茶漬けが大好き。

これまでにかかった病気など：これまで特に病気やケガをしたことはない
健診で血圧や中性脂肪が高いと言われ指導を受けたこともあるが、本人としては「健康には気をつけている。間食をしているわけでもないし、とくに早食いもしていない」と思っており、面倒なだけなので、正直、**あまり「指導」などされたくない。**それでも一時、仕方なく食事療法をやらされたことがあるが、減塩したりカロリーを減らしたりするとおいしくないので、**続かな**

表4-4　症例：Cさん58歳　男性

身体測定の結果

身長（cm）	165
体重（kg）	76
腹囲（cm）	90
BMI（kg/m^2）	27.9
血圧（mmHg）	150/82

検査の結果

AST（U/L）	45	LDLコレステロール（mg/dL）	158
ALT（U/L）	30	HDLコレステロール（mg/dL）	33
γGTP（U/L）	86	中性脂肪（mg/dL）	180
BUN（mg/dL）	23	尿酸（mg/dL）	10.2
Cr（mg/dL）	1.2		
早朝空腹時血糖（mg/dL）	128	尿タンパク	偽陽性
HbA1c（%）	6.4	尿糖	陰性

【メタボに該当するか】（図1-3参照）
ウエスト周囲径…該当
血糖値…該当
血圧…該当
血清脂質…該当
判定…メタボ該当

かった。

しかし、ここ3か月くらい、なんとなく足の親指のつけねあたりがもやもやする感じがし、また歩いていると途中で脚がだるくなる感じがすることがある。また、以前は歩けた坂道が、最近は息切れがしてきつくなった気もする。

今回、たまたま妻が雑誌で「ロコチェック」のことを知り、「あなたもやってみたら」としつこく言うのでしぶしぶやってみたら、片足立ちで靴下を履くのがおぼつかない。また、15分続けて歩くことができないのに気づいた。

メタボかどうか
腹囲　男性　85cm以上○
血圧　収縮期血圧 130mmHg 以上または　拡張期血圧 85mmHg 以上○
脂質　中性脂肪 150mg/dL 以上またはＨＤＬコレステロール　40mg/dL 未満○
空腹時血糖　110mg/dL 以上○
[結論]　メタボ＝「該当」

その他の問題点

肥満
高尿酸血症、痛風の疑い
慢性腎臓病（CKD）の疑い
閉塞性動脈硬化症（ASO）の疑い
慢性閉塞性呼吸器疾患（COPD）の疑い
妻の受動喫煙の問題

●医師からのアドバイス

残念ながら、健康に気を遣ってサプリメントをたくさん飲んでいたつもりでも、Cさんの**全身の血管病変はすでに相当進んでいる**ようです。

血圧も高く、高血糖も続いており、尿タンパクの結果も気になります。また、足の親指のつけねの違和感は、**高尿酸血症の症状、すなわち「痛風」**の疑いがあります。

さらに、脚のだるさについては、タバコを長年吸っていた男性に多い**「閉塞性動脈硬化症」**の初期症状かもしれません。この病気は、タバコを長年吸っていた中高年の男性に多く、下肢の血管が詰まってしまうもので、典型的な症状では「歩いているとときどき脚が痛くなって歩けなくなり、少し休むと治る」というものがあります。このまま放置しておくと痛みで歩けなくなり、さらに進めば最悪、脚が壊死を起こして切断の必要さえ出てきます。

加えて、「坂道で息切れ」という症状からは、「タバコ肺」とか「肺の生活習慣病」と呼ばれる**「慢性閉塞性肺疾患（COPD）」**が疑われます。肺の組織がこわれ、気管支に炎症が起こっているもので、このままだと呼吸不全一直線です。肺がんになる可能性も高まります。

いずれにしても、早めに内科を受診して下さい。もし糖尿病であれば、失明を防ぐため、眼科受診も必要です。そして、食事療法や運動療法と言われたら、「指導なんて面倒だし」などと思わずに、今度こそきちんと実行して下さいね。すでに詰まってしまった血管や壊れた肺は残念ながら元に戻せませんが、今ならまだ、生活習慣を見直すことで病気の進行を食い止めることができるかもしれません。長年**受動喫煙している奥様**が、肺がんになってしまうことも防ぎたいですね。

とにかく、健康が気になるなら、**サプリを買う前にまず禁煙！**です。

●食事のアドバイス

まずは早急に内科受診をしてください。医師のアドバイスにもありますが、糖尿病だけでなく、糖尿病性腎症まで進行している場合には、食事はエネルギーだけでなく、たんぱく質の摂り方も考慮する必要があります。

ここからの解説は、糖尿病等の内科疾患が無かった場合の解説です。

改善点は3点です。**1、摂取エネルギーが消費エネルギーより多い。2、ラーメンやモツ煮など味の濃い料理を選んでいる、3、プリン体の多い食品（ビール、モツ）が好き。**

2時間かけて食事を楽しまれているようですが、ダラダラと食べ続けて量が増えていることはありませんか？　30分くらいを目安に食事に集中するようにしてください。

また、2人分を一緒に盛り付けていますが、作り過ぎていませんか？　あるいはご主人が一人前以上食べていることはありませんか？　まずは別々に盛り付けるようにしましょう。

味付けの濃い料理は、塩分と糖分の過剰摂取につながります。また、米飯のおかわりをしたくなります。調味料は減塩しょうゆやだし割しょうゆなどを利用しながら薄味を心がけましょう。

尿酸のもとになるプリン体は、ビールのホップやモツに多く含まれています。プリン体を減らした発泡酒や蒸留酒を選択するといいでしょう。ただし、飲み過ぎないようにしましょう。「健康日本21では、成人男性の場合、純エタノール量で1日40g以上（ビールなら1日1000㎖、日本酒なら2合）を越える飲酒は生活習慣病のリスクを高める」と警告していますので、気をつけましょう。

●運動のアドバイス

まとまった運動は長い間やっておられないとのことですね。そのような場合は、決して無理をせず、まずは、134ページに紹介していますストレッチ体操などから始められるのがよいと思います。少しずつ、運動を行うための準備を進め、ウォーキングや自転車運動などの有酸素運動を取り入れていかれることをおすすめします。仮に「閉塞性動脈硬化症」であるとすれば、状態によっては、医師の指導のもとでの運動が必要になるかもしれません。まずは、今の状態を確認されてから、運動をはじめてください。

【ここで、その後Cさんがどうなったか、異なる2つのパターンの未来予想図をのぞいてみると…】

受診し、食事や運動にも気をつけるようになった場合

70歳の今も、Cさんは元気に嘱託として関連会社に出勤している。タバコは58歳頃にやめた。定期的に受診し、妻と一緒に食事・運動指導を受けて実践した結果、血糖や血圧は下がり、体重も減ってウエストも前より細くなった。そこで最新流行のズボンに買い替えたところ、若い女性に「センスのいい、ロマンスグレーのおじさま」と言われ、あこがれの的になった（と思ってい

る)。野菜をたくさん食べるようになったので家庭菜園を始め、休日には土いじりや収穫を楽しんでいる。妻と週1回スポーツジムで軽く汗を流した後、孫に会いに行くのが楽しみ。

症状があっても、たいしたことないからと禁煙も食事療法もせず、放置していた場合

66歳のある時、歩いている途中、突然これまでにない激しい胸痛と吐き気が出現して救急受診。検査の結果、「心筋梗塞」と言われてそのまま入院。糖尿病、糖尿病性腎症による腎不全、高尿酸血症・痛風、脂質異常症、閉塞性動脈硬化症、さらにCOPDによる呼吸機能低下もあり治療は難航。そのうちに誤嚥から肺炎を起こして重篤な状態に。集中治療を受けていたが、脳卒中を起こして左半身が麻痺してしまった。

しばらくしてようやく状態は落ち着いたが、糖尿病性腎症による腎不全が進行し、69歳からは週3回の血液透析療法が必要となった。また、糖尿病性網膜症のため左眼が失明に近くなり、さらにちょっとしたケガから左足に壊疽が生じて、結局、足趾の切断を余儀なくされた。一人では外出できないため、介護タクシーを呼んで通院を続けている。

妻は趣味も止め、毎日腰痛をおして通院への付き添いや介護をしているが、最近、咳が続いたために受けた胸部レントゲンで異常が認められ、精密検査の結果、進行した肺がんであることが発覚した。

老後の楽しみに貯えていた貯金や保険金は、医療費のためにどんどん目減りしている。

症例4　Dさん　女性　23歳　会社員　ワンルームマンションに一人暮らし

職業：雑貨店勤務（最近忙しくて帰宅が遅く、睡眠時間は4時間程度）
趣味：インターネット。ブログに、雑貨の写真を毎日載せている。
運動：たまに家でストレッチする程度。
酒：酒は飲まないが、健康にいいと聞いたので、毎日黒酢とリンゴ酢を1杯ずつ
タバコ：吸わない。
常用薬：総合ビタミンのサプリメントを欠かさない。
食事：やせたいので朝は摂らず、昼はコンビニで、サラダ、健康茶のペットボトルを買う。夕食は豆腐1丁、ところてん1パックと果物（キウイフルーツ）を買う。牛乳やヨーグルト、魚は嫌い。職場で休憩時間にスイーツを食べるのが楽しみ。
今までにかかった病気など：昨年、会社の健診で貧血と言われたので、自分で鉄のサプリメントを買って一時期飲んでいた（その後、もう大丈夫かなと思ってやめた）。それ以外は、自分では特に問題なしと思っている。

表4-5　症例：Dさん23歳　女性

身体測定の結果

身長（cm）	158
体重（kg）	42
腹囲（cm）	58
BMI（kg/m²）	16.0
血圧（mmHg）	110/52

検査の結果

赤血球数（万/μl）	350	血清アルブミン	3.9
ヘモグロビン（g/dL）	8.6	LDLコレステロール（mg/dL）	80
AST（U/L）	23	HDLコレステロール（mg/dL）	38
ALT（U/L）	41	中性脂肪（mg/dL）	80
γGTP（U/L）	50	尿酸（mg/dL）	3.8
BUN（mg/dL）	18	血清鉄（μg/dL）	27
Cr（mg/dL）	0.4		
早朝空腹時血糖（mg/dL）	89	尿タンパク	陰性
HbAlc（%）	4.4	尿糖	陰性

【メタボに該当するか】（図1-3参照）
ウエスト周囲径…非該当
血糖値…非該当
血圧…非該当
血清脂質…非該当
判定…メタボ非該当

雑貨が好きなので張り切って働いている。毎日充実しているので疲れは感じない。今ちょっと**太り過ぎと感じていて、**これ以上体重を増やしたくないので、自分なりに食事をセーブしている。栄養のことを考えて、ビタミンのバランスを取っているので大丈夫。ただ、このごろどうも**腰に痛みがあり、**なんとなくおっくう。**階段を上ると息が切れる**し、重い物を持つのに骨が折れる。友達と会うのもなんとなくおっくう。**生理不順**も心配。ネットの話題で「サルコペニア」というものを知り、運動しなくちゃ、と漠然と思っていたところ、最近、イケメンのトレーナーと知り合い、彼の働いているスポーツジムに行ってみようかなと思っている。

メタボかどうか

腹囲　該当しない

血圧　該当しない

脂質　該当しない

空腹時血糖　該当しない

［結論］　メタボ＝「非該当」

その他の問題点

やせ、摂食障害（拒食症）の疑い、貧血

●医師からのアドバイス

Dさんは頑張って働いていらっしゃいますが、ちょっと食が細いようにも思います。生理不順は、もしかしたら最近体重がちょっと減っているからかも。今は若くてなんでもできるので、健康に問題を感じていないところですが、栄養が不足気味のまま年を取っていくと、将来、骨密度が低くなるかもしれないのがちょっと心配ですね。それに、サルコペニアは若い人にも起こるということに、気づいてもらって良かったです。

最近はスポーツジムでも栄養や運動についてのアドバイスが受けられるところが多いですから、イケメントレーナーさんと一緒にトレーニングを楽しんで、よく眠りよく食べ、貧血を改善し、体力をつけるようにしていきましょう。

●食事のアドバイス

体がだるいと仕事や趣味に集中できませんね。元気に活動するためには食事からエネルギーや栄養を補給する必要があります。どんなに性能の良い車も燃料がなければ走れないのと一緒です。

BMIが「やせ」の区分に入っているので、必要なエネルギーや栄養素が不足していると考えられます。

食事の量が少ないのは、胃腸がもたれるからでしょうか？　食事の量が少ない期間が続くと、胃腸の働きも弱ってきます。まずは朝に果物を食べることから始めてみませんか？　お昼のサラダに卵やツナなどのタンパク源を加えるだけでも違ってきますよ。一度に一人前が食べられない時は、1回の量を減らして、回数を増やす食べ方でかまいません。例えばおやつのスイーツをおにぎりにするなどの食べ方はいかがでしょうか？

●運動のアドバイス

家でのストレッチは必ず続けていただきたいと思います。イケメントレーナーのジム、いいじゃないですか！　最初は、トレーナーに会うことが楽しみであってもいいのです。週に1回からでも、定期的にジムへ行き、軽いウォーキングと筋トレを実施してみてください。様々な数値が変化するには、少し時間がかかりますが、続けているうちに、腰の痛みがスッキリしたり、疲れを感じにくくなるなどの自覚的な効果を感じるようになります。これも運動の大きな効果であると言えます。

巻末付録

巻末付録①　ロコチェック

自分のロコモ度は、「ロコチェック」を使って簡単に確かめることができます。7つの項目はすべて、骨や関節、筋肉などの運動器が衰えているサイン。1つでも当てはまればロコモの心配があります。0を目指してロコトレ（ロコモーショントレーニング）を始めましょう。

			チェック網
1	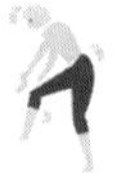	片脚立ちで 靴下がはけない	□
2	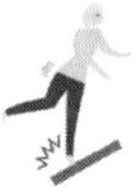	家の中でつまずいたり すべったりする	□
3	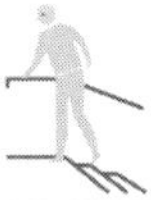	階段を上るのに 手すりが必要である	□
4	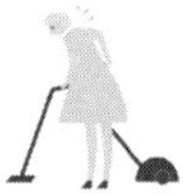	家のやや重い仕事が 困難である	□
5	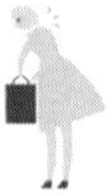	2kg 程度※の買い物をして 持ち帰るのが困難である ※1リットルの牛乳パック2個程度	□
6	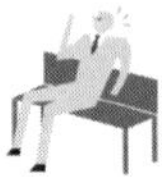	15分くらい続けて 歩くことができない	□
7	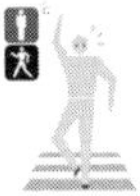	横断歩道を青信号で 渡りきれない	□

ロコモチャレンジ！推進協議会

巻末付録②　食事と運動のチェック表

今週の目標（食事）：

今週の目標（運動）：

曜日	行事	体重	食べたもの	言い訳	目標達成	
					食事	運動
月						
火						
水						
木						
金						
土						
日						

目標が達成できた日には○、できなかった日には×、目標以上に頑張れた日には◎を記入してください。

編著者紹介

増子佳世　（ますこ　かよ）
筑波大学医学専門学群卒業
執筆時所属　相模女子大学大学院栄養科学研究科　教授
現在　医療法人財団順和会　山王メディカルセンター　予防医学センター／国際医療福祉大学臨床医学研究センター　講師
専門　内科学、リウマチ学
博士（医学）医師

水上由紀　（みずかみ　ゆき）
実践女子大学大学院博士後期課程修了
現在　相模女子大学大学院栄養科学研究科　准教授
専門　臨床栄養学
博士（食物栄養学）、管理栄養士

坂手誠治　（さかて　せいじ）
滋賀県立大学大学院博士後期課程修了
現在　相模女子大学大学院栄養科学研究科　准教授
専門　運動生理学
博士（学術）

（運動実演：宮原ゆかり）

メタボ&ロコモ予防講座

―メタボとロコモの意外な関係―

2016年8月10日　初版第1刷発行

■編 著 者――増子佳世・水上由紀・坂手誠治
■発 行 者――佐藤　守
■発 行 所――株式会社 大学教育出版
〒700-0953　岡山市南区西市855-4
電話（086）244-1268　FAX（086）246-0294
■印刷製本――モリモト印刷（株）

ISBN978－4－86429－401－0